Schlaf erfolgreich trainieren

Tilmann Müller
Beate Paterok

Schlaf erfolgreich trainieren

Ein Ratgeber zur Selbsthilfe

4., aktualisierte Auflage

hogrefe

Dr. phil. Tilmann Müller, geb. 1962. Psychologischer Psychotherapeut. 2001–2011 Tätigkeit am Interdisziplinären Schlafmedizinischen Zentrum der Universitätsklinik Münster. Seit 2011 niedergelassener Psychologischer Psychotherapeut.

Dr. phil. Beate Paterok, geb. 1959. Langjährige Mitarbeit am Interdisziplinären Schlafmedizinischen Zentrum der Universitätsklinik Münster, seit 2004 niedergelassene Psychologische Psychotherapeutin.

Bibliografische Information der Deutschen Nationalbibliothek
Die Deutsche Nationalbibliothek verzeichnet diese Publikation in der Deutschen Nationalbibliografie; detaillierte bibliografische Daten sind im Internet über http://dnb.dnb.de abrufbar.

Hogrefe Verlag GmbH & Co. KG
Merkelstraße 3
37085 Göttingen
Deutschland
Tel. +49 551 999 50 0
Fax +49 551 999 50 111
info@hogrefe.de
www.hogrefe.de

Umschlagabbildung: © PhotoAlto / Antoine Arraou via Getty Images
Satz: Franziska Stolz, Hogrefe Verlag GmbH & Co. KG
Druck: AZ Druck und Datentechnik, Kempten
Printed in Germany
Auf säurefreiem Papier gedruckt

4., aktualisierte Auflage 2024

(E-Book-ISBN [PDF] 978-3-8409-3253-3; E-Book-ISBN [EPUB] 978-3-8444-3253-4)
ISBN 978-3-8017-3253-0
https://doi.org/10.1026/03253-000

Vorwort zur vierten Auflage

Kurzfristige Schlafstörungen gehören zum normalen Leben – wie eine Erkältung oder ein Schnupfen – dazu. Wer aber regelmäßig schlecht schläft oder sogar unter wiederkehrenden chronischen Ein- und/oder Durchschlafstörungen leidet, merkt schnell, wie wichtig ein stabiler Schlaf für die Vitalität am Tage ist. Schlafstörungen gehören zu den häufigsten Beschwerden, wegen derer hausärztliche Hilfe aufgesucht wird. Erstaunlicherweise machen Betroffene mit ausgeprägten Schlafstörungen leider oft die Erfahrung, dass sie in ihrer Klage über das schlechte Schlafen von ihrem Umfeld (innerhalb der Partnerschaft, im Arbeitsumfeld oder Freundeskreis) nicht richtig ernst genommen werden. Auch innerhalb der Medizin werden chronische Schlafstörungen nach wie vor stiefmütterlich behandelt: In erster Linie sieht man Schlafstörungen als Symptom einer anderen Erkrankung an (z. B. einer Depression). Schlafexpert:innen sind hingegen schon lange überzeugt, dass gerade eine chronische Schlafstörung eine eigenständige Erkrankung darstellt, die auch einer eigenständigen schlafspezifischen Therapie bedarf. Therapeutisch beschränkt sich die Behandlung chronischer Schlafstörungen in der Regel auf die Verschreibung von Schlafmitteln oder schlafanstoßenden Antidepressiva. Dabei gibt es längst gut überprüfte, nichtmedikamentöse Behandlungsansätze, die gleich wirksam sind wie Schlafmittel und vor allem im Langzeitverlauf sogar erfolgreicher abschneiden. Das spezifische Fachwissen über chronische Schlafstörungen und gezielte Angebote für Betroffene sind nach wie vor wenig verbreitet.

Inzwischen gibt es mehrere Studien, die zeigen, dass auch Selbsthilfeansätze in der Behandlung von chronischen Schlafstörungen erfolgreich sind. Das war unsere Motivation, dieses Selbsthilfebuch auf der Grundlage des von uns entwickelten Schlaftrainings zu schreiben. Es erscheint jetzt in der vierten Auflage, in der wir den aktuellen Wissensstand bzgl. Diagnostik und medikamentöser Therapie aufgenommen haben. Das ungebrochene Interesse an diesem praktisch orientierten Selbsthilfebuch und die zahlreichen positiven Rückmeldungen von Betroffenen zeigen, dass der Bedarf an solchen Angeboten sehr groß ist. Wir, Autorin und Autor dieses Buches, sind beide psychotherapeutisch tätig mit Expertise im Bereich der Somnologie (Lehre vom Schlaf) und haben viele Jahre Erfahrung im Bereich Schlafmedizin und in der Diagnostik und Therapie von Ein- und Durchschlafstörungen gesammelt.

In diesem Buch finden Sie eine Vorgehensweise beschrieben, mit der Sie selber über konkrete Verhaltensregeln einen direkten, körperlich wirksamen, schlafanstoßenden Effekt erzielen können – ähnlich wie das auf eine andere Art eine Schlaftablette bewirkt. Die ursprüngliche Technik wurde von dem amerikanischen Schlafforscher Arthur Spielman 1987 vorgestellt und gilt heute als einer der wirksamsten Therapiebausteine in der Behandlung von Schlafstörungen.

Das Buch ist so aufgebaut, dass Sie in seinem Hauptteil eine praktische, wochenweise Anleitung bekommen, nach der Sie durch die Technik der sogenannten „Schlafkompressionstherapie" Ihren Schlaf über die Dauer von acht Wochen verbessern und wieder kontrollierbarer machen können. Darüber hinaus werden Sie zu einer Expertin bzw. einem Experten in eigener Sache ausgebildet und erhalten zahlreiche Informationen zum Thema Schlaf und Schlafstörungen, von denen wir aufgrund langjähriger therapeutischer Erfahrung wissen, dass sie für das Verständnis und den Umgang mit Ihrer Schlafstörung wichtig sein können.

Die hier beschriebene Vorgehensweise verlangt Ihnen viel Einsatz und Geduld ab. Um Ihnen diese Arbeit zu erleichtern, finden Sie in diesem Buch eine Reihe an Übungen und Hausaufgaben. Wir haben daher das Vorgehen bewusst als „Schlaftraining" bezeichnet. Denn genau darum geht es: Das Schlafen neu zu lernen bzw. das Schlafen zu trainieren.

Münster, im März 2024

Tilmann Müller und
Beate Paterok

Inhaltsverzeichnis

Teil 1: Einführung

1 Wenn die Nacht zum Alptraum wird – ein Blick in die Schlafsprechstunde

Frau K. hat sich in der Schlafambulanz der Universitätsklinik angemeldet, um endlich etwas gegen ihre Schlafstörungen zu unternehmen. Etwas unruhig steht sie zusammen mit zwei anderen Betroffenen vor dem Behandlungszimmer und wartet auf das erste Gespräch mit dem „Somnologen“ (Schlafexperten).

Fallbeispiele

Frau K., eine 45-jährige Bürokauffrau, berichtet zu Beginn des Gesprächs: „Ich habe schon seit Jahren massive Ein- und Durchschlafstörungen. Es gibt Nächte, da kriege ich gar keinen Schlaf. Selbst, wenn es ein bisschen besser läuft: Ich habe das Gefühl, dass mein Schlaf nicht mehr richtig ist, nur noch oberflächlich und zerstückelt. Richtigen Tiefschlaf habe ich schon seit Jahren nicht mehr. Tagsüber bin ich dann total gerädert und schaffe kaum noch meine Arbeit.“

Für *Herrn H., einen 34-jährigen Elektriker,* der seit einem halben Jahr über Schlafstörungen klagt, sind vor allem die Stunden nachts, in denen er nicht schlafen kann, belastend und quälend: „Ich liege dann erst ganz entspannt da. Aber nach einer halben Stunde werde ich immer unruhiger und angespannter. Mein Herz beginnt zu klopfen und ob ich will oder nicht: Ich fange dann an, über alles und jedes zu grübeln. Probleme, die mir tagsüber klein und handhabbar erscheinen, werden riesig groß. Das geht dann immer so weiter, bis ich ernsthaft das Gefühl bekomme, ich könnte verrückt werden. Meistens stehe ich dann auf und versuche mich mit Fernsehen irgendwie abzulenken ...“

Frau M., eine 60-jährige Hausfrau, leidet vor allem an den Auswirkungen auf den Tag: „Daran, dass ich nachts wach liege, habe ich mich fast gewöhnt – zumindest rege ich mich nachts nicht mehr auf. Aber tagsüber, das ist schlimm: Ich bin immer wie gerädert, schaffe kaum meine Arbeit. Zu nichts hat man richtig Lust. Mein Arzt meinte schon, dass ich Depressionen habe. Dabei bin ich ein ganz anderer Mensch, wenn ich mal eine Nacht lang gut geschlafen habe. Eigenartig ist: Selbst wenn ich die ganze Nacht wach war, kann ich trotzdem am nächsten Tag nicht einschlafen. Und selbst die Nacht darauf ist meistens eine Katastrophe. Das ist doch nicht normal.“

Was löste die Schlafstörung aus?

Nachdem sich der Somnologe einen ersten Eindruck gemacht hat, fragt er genauer nach, wann die Schlafstörungen zum ersten Mal aufgetreten sind: Im Falle von Frau K. begannen die Schlafprobleme in einer beruflichen Überforderungssituation: Versetzung in eine neue Abteilung, Umstellung auf eine neue Unternehmenssoftware, neue, ihr unsympathische Kolleg:innen – dies alles führte dazu, dass sie nachts immer häufiger grübelte und nicht in den Schlaf fand. Herr H. kann sich auf den Tag genau an den Beginn seiner Schlafstörung erinnern: „Das war, als wir von unserem Amerikaurlaub zurückkamen. Das war ein sehr schöner Urlaub – und dann das: Von heute auf morgen konnte ich nicht mehr einschlafen. Erst habe ich gedacht: Das ist die Zeitumstellung. Aber das kann doch nicht sein, dass so etwas sechs Monate lang anhält ..." Frau M. hatte hingegen schon als junge Erwachsene häufig mal schlecht geschlafen. So richtig schlimm seien die Schlafstörungen dann erst mit den Wechseljahren geworden. Ihre Frauenärztin habe ihr dann Hormone verschrieben, die auch gut gegen die Wechseljahrsbeschwerden geholfen hätten. Der Schlaf sei trotzdem weiter schlecht geblieben.

Nicht jeder, der unter Schlafstörungen leidet, kann den in der Regel schleichenden Beginn von Schlafstörungen nachvollziehen. Überlegen Sie an dieser Stelle einmal selber, wann Ihre Schlafprobleme zum ersten Mal aufgetreten sind und ob es mit einem speziellen Vorfall verbunden war. Krankheiten, seelische Belastungen, größere Veränderungen im Leben oder in den Lebensgewohnheiten können bereits der Auslöser für Schlafstörungen sein. Bei vielen Betroffenen treten Schlafstörungen auch ohne konkrete, nachvollziehbare Ursachen auf. Häufig fühlt man sich in diesem Falle noch hilfloser und besonders stark beunruhigt („Mit mir stimmt etwas nicht"). Tatsächlich können Schlafstörungen durch eine Vielzahl versteckter Faktoren ausgelöst werden, die allerdings der betroffenen Person in diesem Moment nicht bewusst sind. Hormonelle Schwankungen, versteckte Infektionen, der Alterungsprozess, Wetterfühligkeit usw. gehören dazu.

Krankheitsverlauf oder: Wie ging es weiter?

Im Verlauf des Gesprächs fragt der Somnologe genauer nach dem weiteren Störungsverlauf. Alle drei Betroffenen berichten über ebenso typische wie vergebliche Versuche, die Schlafstörung in den Griff zu bekommen: Schlaftees, Baldrian, Besuche ärztlicher Sprechstunden, Heilpraktiker:innen, Autogenes Training, Wünschelrutengänger:innen, streckenweise auch Medikamente (sogenannte Hypnotika) setzten sie ein. In der psychosomatischen Medizin nennt man den langen Weg einer solchen Person treffend „Patientenkarriere". Das Typische, das sich dabei im Verlauf der Patientenkarriere einstellt, zeigt folgender Gesprächsausschnitt.

Fallbeispiel Frau K.

Somnologe: „Frau K., haben Sie gemerkt, dass besondere Ereignisse am Tage, Belastungen, Stress und Ähnliches die Schlafstörung verstärken?"

Frau K.: „Das ist es eben. Früher war das so, als ich mich noch an meinem neuen Arbeitsplatz zurechtfinden musste. Heute ist aber alles in trockenen Tüchern. Ich fühle mich inzwischen in der Arbeit sehr wohl und kann trotzdem nicht schlafen. Es ist sogar so weit gekommen, dass ich auch am Wochenende, im Urlaub oder wenn wir gar nichts vorhaben, nicht schlafen kann."

Somnologe: „Ich kann mir vorstellen, dass das für Sie besonders beunruhigend ist."

Frau K.: „Ja, deshalb bin ich ja auch hierhergekommen, weil ich mir meine Störungen nicht mehr erklären kann. Ich weiß nur, dass ich schon am Tage Angst vor der nächsten Nacht habe."

Somnologe: „Da haben Sie jetzt etwas sehr Wichtiges gesagt. Können Sie diese Ängste näher beschreiben? Was gehen Ihnen in Bezug auf den Schlaf für Gedanken durch den Kopf?"

Frau K.: „Na ja, schon nach dem Aufstehen denke ich: Das war wieder eine furchtbare Nacht. Wie sollst du bloß den Tag rumkriegen?! Dann nach dem Duschen und Frühstücken geht es mir doch wieder etwas besser. Vormittags denke ich nicht so viel daran. Am schlimmsten ist es am Nachmittag und am frühen Abend: Ich schleppe mich durch die Stunden, werde immer kribbeliger und denke: Hoffentlich wird die Nacht besser. Manchmal ist es auch so, dass ich schon vorm Fernseher einschlafen könnte, sobald ich mich aber ins Bett begebe, bin ich hellwach. Dann weiß ich schon, dass die Nacht wieder gelaufen ist."

Dieses Beispiel verdeutlicht, wie aus einer zunächst noch erklärbaren Schlafstörung eine chronische Schlafstörung wird, die für viele Patientenkarrieren typisch ist. Die ursprünglichen Ursachen, die eine Schlafstörung ausgelöst haben, spielen häufig über kurz oder lang keine Rolle mehr. Dennoch klappt es weiterhin mit dem Schlafen nicht: Die Schlafstörung hat sich verselbstständigt. Diese Verselbstständigung wird durch Gedanken, Gefühle und Verhaltensweisen gesteuert. Bei Frau K. sieht das konkret so aus: Der abendliche Gedanke („Ich werde bestimmt wieder nicht schlafen können, dabei habe ich morgen in der Arbeit einen wichtigen Termin") führt zu einer ängstlichen Beunruhigung, Anspannung und körperlichem Erregungsanstieg („Ich bin dann plötzlich hellwach"): Die nächste schlechte Nacht ist vorprogrammiert.

Dieser Verlust der Unbefangenheit gegenüber dem Schlafen wird sehr gut durch das folgende Sprichwort versinnbildlicht: Der Schlaf ist wie eine Taube: Wenn man nach ihr greift, fliegt sie davon – wenn man ruhig die Hand ausstreckt, kommt sie herbei und setzt sich darauf. Mit anderen Worten: Es hat sich ein Teufelskreislauf gebildet. Je mehr man den Schlaf herbeiwünscht, desto weniger kommt er. Es ist verständlich, dass jemand, der in einem solchen Kreislauf gefangen ist, vieles unternimmt, um aus diesem Kreislauf auszubrechen: Schlaftees, Baldrian, Besuche bei ärztlichem Fachpersonal und Heilpraktiker:innen. Sehr häufig ändern Betroffene auch bewusst oder unbewusst ihre Alltagsgewohnheiten, um irgendwie mit der Schlafstörung klarzukommen.

Fallbeispiel Frau K. (Fortsetzung)

Somnologe: „Wie sieht es nach der Mittagspause aus? Erleben Sie da ein Leistungstief?"

Frau K.: „Ja, da geht es wieder los. Ich bin dann so zerschlagen und kaputt. Natürlich kann ich mich auf der Arbeit aber nicht hinlegen."

Somnologe: „Legen Sie sich denn hin, wenn Sie von der Arbeit kommen?"

Frau K.: „Sobald ich das einrichten kann, ja. Früher habe ich das nicht gemacht, aber jetzt kann ich einfach nicht mehr und lege mich nach der Arbeit etwas hin. Richtig schlafen kann ich dann aber auch nicht, höchstens dösen und entspannen."

Somnologe: „Um wie viel Uhr ist das normalerweise?"

Frau K.: „Zwischen 16 und 18 Uhr."

Somnologe: „Wie verbringen Sie den weiteren Abend?"

Frau K.: „Meistens zu Hause, weil ich inzwischen keine Lust mehr habe, auszugehen. Ich merke, dass mich Unternehmungen am Abend immer so aufregen, dass ich dann erst recht nicht schlafen kann."

Somnologe: „Haben Sie auch am Wochenende weniger Lust als früher, etwas zu unternehmen?"

Frau K.: „Ja, das ist so. Ich bin immer so müde, dass ich das gar nicht richtig genießen könnte. Und das Wochenende brauche ich ohnehin, um mich wenigstens etwas zu erholen."

Somnologe: „Wie sieht Ihr Schlafrhythmus am Wochenende aus? Wann stehen Sie samstags und sonntags auf?"

Frau K.: „Ich liege meistens bis 9 oder 10 Uhr im Bett. Ab 7 Uhr schlafe ich dann zwar sowieso nicht mehr – ganz selten, dass das mal gelingt. Ich genieße aber das Dösen."

Die Art und Weise, wie Frau K. mit der Schlafstörung und deren Folgen umgeht, ist zwar verständlich, sie wirkt aber dem gesunden Schlaf entgegen. Das Dösen am Nachmittag, die eintönigen und passiven Abende vorm Fernseher, das lange Liegenbleiben am Wochenende, fehlende körperliche und geistige Betätigung, kurzum das „Leben auf Sparflamme", können die Schlafstörung zusätzlich verstärken. Bei Frau K. hat sich im Laufe der Jahre ein richtiges Rückzugsverhalten herausgebildet. Kontakte zu Freund:innen und Bekannten sind immer weniger geworden, ihren Interessen und Hobbys geht sie kaum noch nach. Diese verminderte Lebensqualität führt häufig zu zusätzlichen depressiven Verstimmungen. Auch sie können erheblich die Schlafstörung verstärken. Bevor das erste Gespräch zwischen Frau K. und dem Somnologen endet, gibt er ihr einen kurzen Fragebogen zu ihren Schlafgewohnheiten (siehe unten) mit, den sie zum nächsten Termin ausgefüllt mitbringen soll.

In diesem Abschnitt sind Sie in ein für Sie wahrscheinlich wohlvertrautes Thema eingestiegen. Bevor Sie weiterlesen, versuchen Sie, für sich folgende Fragen zu beantworten.

Fragen zur Schlafstörung

1. Wann und wodurch wurde Ihre Schlafstörung ausgelöst? Können Sie sich noch an die Anfänge erinnern? Haben Sie schon früher schlecht geschlafen?
2. Spielen diese Ursachen auch heute noch eine Rolle? Sind andere Ursachen hinzugekommen?
3. Treten Ihre Schlafstörungen, ähnlich wie bei Frau K., auch dann auf, wenn es dafür eigentlich keinen Grund gibt (Verselbstständigung)?
4. Kennen Sie ähnliche Verhaltensgewohnheiten, wie Frau K. sie entwickelt hat, um mit ihrer Schlafstörung zu leben (Mittagsruhe, Rückzugsverhalten, langes Liegen am Wochenende)?
5. Füllen auch Sie den Fragebogen „Meine Schlafgewohnheiten“ aus, bevor Sie weiterlesen!

Fragebogen: Meine Schlafgewohnheiten

Die folgenden Fragen beziehen sich auf Ihr Schlafverhalten der letzten zwei bis vier Wochen. Auch wenn jede Nacht natürlich sehr unterschiedlich ausfallen kann: Versuchen Sie trotzdem, eine grobe Schätzung vorzunehmen.

1.	Wann gehen Sie üblicherweise werktags abends zu Bett?	______ Uhr
2.	Wann stehen Sie üblicherweise werktags morgens auf?	______ Uhr
3.	Wie lange brauchen Sie in der Regel ungefähr, um einzuschlafen?	______ Minuten
4.	Wie häufig werden Sie nachts wach?	______ Mal
5.	Was schätzen Sie: Wie lange liegen Sie insgesamt nachts wach?	______ Minuten
6.	Wie viel Schlaf bekommen Sie im Durchschnitt pro Nacht?	______ Stunden
7.	Wann gehen Sie üblicherweise am Wochenende abends zu Bett?	______ Uhr
8.	Wann stehen Sie üblicherweise am Wochenende morgens auf?	______ Uhr
9.	Wie häufig pro Woche leiden Sie nachts unter Schlafstörungen?	______ (1–7 Mal)
10.	An wie vielen Tagen in der Woche haben Sie den Eindruck, dass Ihre Leistungsfähigkeit beeinträchtigt ist?	______ Tage
11.	An wie vielen Tagen in der Woche haben Sie den Eindruck, dass Ihre Stimmung tagsüber beeinträchtigt ist?	______ Tage

2 Welche Schlafstörung habe ich?

Während des ersten Gesprächs in der Schlafambulanz prüft die somnologische Fachkraft sorgfältig, welche Form der Schlafstörung und welche möglichen Ursachen vorliegen. Das ist besonders wichtig, weil das Schlaftraining nicht für jede Schlafstörungsart geeignet ist. Bei bestimmten Formen von Schlafstörungen kann es sich sogar gesundheitlich nachteilig auswirken, wenn man das Schlaftraining trotzdem durchführt. Daher ist es wichtig, dass Sie dieses Kapitel besonders aufmerksam durcharbeiten.

2.1 Formen von Schlafstörungen

Bei Schlafstörungen denken die meisten Menschen an Ein- oder Durchschlafstörungen. Fachkundige sprechen jedoch lieber von Schlaf-Wach-Störungen, denn viele Schlafstörungen zeigen sich so richtig erst im Wachzustand bzw. am Tage. In der internationalen Klassifikation der Schlafstörungen werden über 80 verschiedene solcher Schlaf-Wach-Störungen unterschieden. Sie lassen sich von ihren Symptomen her in sechs große Gruppen einteilen:

1. *Ein- und/oder Durchschlafstörungen* (Fachbegriff: *Insomnien*): Typisch hierfür sind Klagen über Einschlafschwierigkeiten, häufiges Erwachen in der Nacht, Wiedereinschlafschwierigkeiten, zu frühes Erwachen am Morgen, das Gefühl „nicht richtig tief zu schlafen“ sowie Klagen über nicht erholsamen und zu wenig Schlaf.
2. *Schlafbezogene Atmungsstörungen:* Typisch sind Störungen der Atmung im Schlaf, wie das krankhafte Schnarchen (obstruktive und zentrale Schlafapnoen, schlafbezogene Hypoventilationen).
3. *Störungen mit vermehrter Tagesschläfrigkeit* (Fachbegriff: *Hypersomnien*): Typisch hierfür sind Probleme, tagsüber wach zu bleiben, ungewolltes Einschlafen oder Einnicken am Tage, das Gefühl, trotz ausreichender Schlafdauer permanent schläfrig sein. „Schläfrig“ meint hier die tatsächliche Einschlafneigung am Tage und nicht etwa die Müdigkeit, über die Menschen mit Ein- und Durchschlafstörungen klagen, welche häufig tagsüber trotzdem nicht einschlafen können.
4. *Störungen des Schlaf-Wach-Rhythmus:* Typisch hierfür sind Probleme, zur normalen Zeit schlafen zu können. Stattdessen gehen die Betrof-

fenen wesentlich früher oder wesentlich später zu Bett, haben dann aber in der Regel keine Schlafprobleme. In anderen Fällen ist überhaupt kein vorhersagbarer Schlaf-Wach-Rhythmus auszumachen. Häufig treten Schlaf-Wach-Rhythmus-Störungen als vorübergehendes Problem nach Fernreisen auf. Auch die durch Schichtarbeit ausgelösten Schlafstörungen zählen zu dieser Gruppe.

5. *Während des Schlafens auftretende Störungen/Auffälligkeiten* (Fachbegriff: *Parasomnien*): Hierzu zählen aus dem Schlaf heraus auftretende Auffälligkeiten wie Schlafwandeln, Sprechen im Schlaf und Ähnliches.
6. *Schlafbezogene Bewegungsstörungen:* Hierzu zählt vor allem das sogenannte „Restless-Legs-Syndrom“ (Syndrom der unruhigen Beine) und das damit häufig verbundene Syndrom der periodischen Bewegungen der Gliedmaßen im Schlaf.

2.2 Ein Fragebogen zur Selbstdiagnose

Der folgende Fragebogen soll Ihnen helfen, durch gezielte Fragen festzustellen, ob und unter welcher Form von Schlafstörung Sie leiden. Füllen Sie den Fragebogen vollständig aus und gehen Sie dann die Auswertung am Ende sorgfältig durch. Natürlich ersetzt ein so kurzer Fragebogen noch lange keine ärztliche oder somnologische Untersuchung. Er kann aber Ihnen und der Sie behandelnden Person einen ersten wichtigen Hinweis dafür liefern, in welche Richtung Sie weiter untersucht und behandelt werden sollen.

Fragebogen

A	**Schlafstörung: Ja oder Nein?**	Ja	Nein
1.	Ich habe das Gefühl, dass mein Schlaf nur leicht und oberflächlich ist.	☐	☐
2.	Ich brauche im Allgemeinen länger als 30 Minuten um einzuschlafen und/oder liege nachts längere Zeit wach.	☐	☐
3.	Ich bekomme üblicherweise weniger als sechs Stunden Schlaf.	☐	☐
4.	Ich wache nachts häufig auf.	☐	☐

5.	Meine Leistungs- und Konzentrationsfähigkeit ist durch die Schlafstörung beeinträchtigt.	☐	☐
6.	Ich fühle mich häufig niedergeschlagen oder unausgeglichen/nervös nach schlechten Nächten.	☐	☐
7.	Tagsüber fühle ich mich häufig müde/erschöpft.	☐	☐
8.	Meine Schlafprobleme treten häufiger als dreimal pro Woche auf.	☐	☐
9.	Meine Schlafprobleme bestehen länger als vier Wochen.	☐	☐

B	**Übermäßige Schläfrigkeit**	Ja	Nein
10.	Obwohl ich ausreichend lange schlafe, bin ich tagsüber nicht nur müde, sondern schläfrig.	☐	☐
11.	Es kommt vor, dass ich tagsüber ungewollt einschlafe (z. B. beim Lesen, Fernsehen, im Kino).	☐	☐
12.	Ich schnarche.	☐	☐
13.	Mein:e Bettpartner:in hat bei mir Atempausen während des Schlafes beobachtet.	☐	☐
14.	Ich erwache häufig mit Kopfschmerzen.	☐	☐

C	**Unruhige Beine**	Ja	Nein
15.	Ich werde durch quälende Missempfindungen (Kribbeln oder Ziehen verbunden mit Bewegungsdrang) in den Beinen oder Armen am Schlafen gehindert.	☐	☐

D	**Schlafstörungen durch andere körperliche Krankheiten**	Ja	Nein
16.	Mein Schlaf wird durch Schmerzen oder andere körperliche Unannehmlichkeiten beeinträchtigt.	☐	☐
17.	Ich leide an einer chronischen Krankheit (z. B. Diabetes).	☐	☐
18.	Meine Schlafstörung ist im zeitlichen Zusammenhang mit einer anderen körperlichen Krankheit aufgetreten, die noch andauert.	☐	☐

E	**Schlafstörungen durch andere psychische Krankheiten**	Ja	Nein
19.	Ich fühle mich häufig depressiv oder ängstlich.	☐	☐
20.	Ich war schon einmal in einer psychotherapeutischen Behandlung.	☐	☐
21.	Meine Schlafstörung tritt immer dann auf, wenn ich besonderem Stress/Belastungen ausgesetzt bin.	☐	☐

F	**Verselbstständigte Schlafstörungen**	Ja	Nein
22.	Ich denke schon im Laufe des Tages daran, ob ich in der nächsten Nacht werde schlafen können.	☐	☐
23.	Wenn ich nicht schlafen kann, denke ich mit Schrecken daran, wie ich den nächsten Tag schaffen soll.	☐	☐
24.	Ich liege oft im Bett und kann einfach nicht abschalten.	☐	☐
25.	Ich schlafe auch dann schlecht, wenn es dafür keinen äußeren oder inneren Grund (ungewohnte Umgebung, Stress, körperliche oder psychische Krankheiten) gibt.	☐	☐
26.	Ich schlafe auch im Urlaub schlecht.	☐	☐

G	**Falscher Rhythmus**	Ja	Nein
27.	Die Zeiten, zu denen ich schlafen oder wach sein soll, stimmen eigentlich nicht mit meiner inneren Uhr überein.	☐	☐
28.	Ich habe Probleme, zu normalen Zeiten einzuschlafen, und gleichzeitig Probleme, am Morgen zu normalen Zeiten aufzustehen. Wenn ich nach meinem eigenen Rhythmus leben könnte, würde ich erst spät nachts zu Bett gehen und spät am Vormittag aufstehen.	☐	☐
29.	Ich werde am Abend sehr früh müde, gehe früh zu Bett und habe das Problem, dass ich am Morgen nach ausreichender Schlafdauer früh (im Vergleich zu normalen Aufstehzeiten) wach werde.	☐	☐

H	**Auffälliges Verhalten im Schlaf**	Ja	Nein
30.	Es kommt vor, dass ich schlafwandle.	☐	☐
31.	Mein:e Bettpartner:in berichtet darüber, dass ich nachts häufig im Schlaf ungewöhnliche Bewegungen ausführe.	☐	☐
32.	Man berichtet, dass ich nachts mit einem Schrei wach werde und sehr erregt bin; ich selber kann mich aber meistens an nichts erinnern.	☐	☐

Zur Auswertung des Fragebogens übertragen Sie bitte zunächst die Anzahl der Ja-Antworten in den nachfolgenden Kasten.

Bereich		**Anzahl der Ja-Antworten**
A	Schlafstörung: Ja oder Nein?	____
B	Übermäßige Schläfrigkeit	____
C	Unruhige Beine	____
D	Schlafstörungen durch andere körperliche Krankheiten	____
E	Schlafstörungen durch andere psychische Krankheiten	____
F	Verselbstständigte Schlafstörungen	____
G	Falscher Rhythmus	____
H	Auffälliges Verhalten im Schlaf	____

A) Schlafstörung: Ja oder Nein?

Wenn Sie bei diesen Fragen (1 bis 9) viermal oder häufiger mit „Ja“ geantwortet haben, leiden Sie vermutlich unter einer „echten“, d.h. behandlungsbedürftigen Schlafstörung. Von einer behandlungsbedürftigen Schlafstörung spricht man, wenn die Probleme mindestens dreimal oder häufiger pro Woche auftreten, schon länger als vier Wochen andauern und zu einer Beeinträchtigung von Stimmung und Leistungsfähigkeit am Tage führen. Gelegentliche schlechte Nächte oder vorübergehende Schlafprobleme von nur kurzer Dauer sind hingegen in aller Regel nicht behandlungsbedürftig. Trotzdem können auch solche schlecht schlafenden Menschen von dem Schlaftraining profitieren.

B) Übermäßige Schläfrigkeit

Wenn Sie hier zwei- oder mehrmals mit „Ja" geantwortet haben, liegt die Ursache Ihrer Schlafstörung möglicherweise in einer gestörten Atmung während der Nacht (sogenanntes Schlaf-Apnoe-Syndrom). Insbesondere, wenn Ihr:e Bettpartner:in Ihnen berichtet, dass Sie laut und unregelmäßig schnarchen und sogar Atempausen beobachtet hat, liegt mit hoher Wahrscheinlichkeit ein Schlaf-Apnoe-Syndrom vor. Wichtig: Wenn Sie an einem Schlaf-Apnoe-Syndrom leiden, sollten Sie nicht an dem Schlaftraining teilnehmen. Nicht nur das Schlaf-Apnoe-Syndrom, sondern auch andere organische Ursachen können die Schlafqualität so beeinträchtigen, dass man sich am Tage kaum wachhalten kann. Ein einfacher Fragebogentest, den Sie in Kapitel 5.3 finden (Fragebogen zur Tagesschläfrigkeit auf Seite 62), kann Ihnen helfen zu beurteilen, ob Ihre Tagesschläfrigkeit auffällig erhöht ist. Informationen zum Schlaf-Apnoe-Syndrom finden Sie auch in Kapitel 12.1.

C) Unruhige Beine

Wenn Sie hier mit einem Ja geantwortet haben, leiden Sie möglicherweise an einem sogenannten Restless-Legs-Syndrom (RLS). Das RLS kann zu Ein- und Durchschlafstörungen, aber auch zu Tagesschläfrigkeit führen. Es handelt sich um eine neurologische Störung, die gut mit Medikamenten behandelt werden kann. Wenn Sie an einem RLS leiden und trotz der medikamentösen Behandlung weiter an Schlafstörungen leiden, sollten Sie sich ärztlichen Rat einholen, ob eine Teilnahme an dem Schlaftraining sinnvoll ist.

D) Schlafstörungen durch andere körperliche Krankheiten

Dass Schlafstörungen durch akute oder chronische Erkrankungen des Körpers verursacht werden können, liegt auf der Hand. Nicht immer sind diese Krankheiten für Betroffene klar erkennbar (wenn z. B. keine anderen Symptome außer der Schlafstörung auftauchen). Eine gründliche allgemeinärztliche Untersuchung ist daher bei allen Menschen mit einer schon länger anhaltenden Schlafstörung notwendig. Zu den Erkrankungen, die den Schlaf häufig negativ beeinflussen können, gehören (a) Erkrankungen der Schilddrüse, (b) hormonelle Störungen, (c) Herz-Kreislauf-Störungen, (d) Nierenerkrankungen, (e) Magen-Darm-Erkrankungen, (f) Rheuma, (g) Krebs, (h) Hirnschäden, (i) Epilepsie, (j) Atemwegserkrankungen, (k) Schmerzen, (l) degenerative Erkrankungen (Parkinson, Demenz).

Nicht selten können auch die Medikamente, die man zur Behandlung einer Krankheit nimmt, ihrerseits den Schlaf stören.

Wird eine Schlafstörung ursächlich durch eine körperliche Krankheit hervorgerufen, behandelt man zunächst diese selber. Mit Verbesserung der Grunderkrankung sollte sich die Schlafstörung wieder legen. Wenn dies nicht der Fall ist, handelt es sich zumeist um eine verselbstständigte chronische Schlafstörung (siehe Punkt F). Handelt es sich bei der Grunderkrankung selber um eine chronische und nur schwer zu behandelnde Krankheit (wie z. B. Rheuma, chronische Rückenschmerzen und Ähnliches), ist häufig eine ergänzende schlafspezifische Maßnahme wie das Schlaftraining nach ärztlicher Absprache sinnvoll.

E) Schlafstörungen durch andere psychische Krankheiten

Psychische Erkrankungen wie z. B. Depressionen oder Angststörungen gehen bei 70 bis 80 % der Betroffenen mit Schlafstörungen einher. Umgekehrt entwickeln sich im Laufe einer Schlafstörung oft depressive Verstimmungen, sodass es schwerfällt, zu entscheiden, was Ursache und was Folge einer Schlafstörung ist. Kompliziert wird diese Entscheidung dadurch, dass eine Schlafstörung als schwere Belastung bzw. Stressfaktor durchaus eine Depression nach sich ziehen kann, die dann ihrerseits unabhängig von der Schlafstörung weiter bestehen bleiben kann. Schließlich gibt es auch eine Form der Depression, die sich in erster Linie in körperlichen Beschwerden niederschlägt, ohne dass die betroffene Person sich selber als depressiv wahrnimmt. In diesem Fall würde die Schlafstörung - häufig mit anderen körperlichen/psychovegetativen Beschwerden - die Depression verdecken. Man spricht dann von einer sogenannten „larvierten" (versteckten) Depression.

Wie bei Schlafstörungen aufgrund körperlicher Erkrankungen wird man hier zunächst die psychische Grunderkrankung behandeln. Mit Besserung der psychischen Erkrankung sollten dann auch die Schlafstörungen nachlassen. Bleibt die Schlafstörung jedoch bestehen, dann hat häufig bereits eine Verselbstständigung begonnen. Da Schlafstörungen immer einen Stressfaktor darstellen, durch den sich z.B. eine bestehende Depression weiter verschlechtern kann, ist es nach unserer Erfahrung sinnvoll, neben der spezifischen Behandlung der psychischen Grunderkrankung zusätzlich schlafspezifische Maßnahmen wie das Schlaftraining in Absprache mit der behandelnden Ärztin bzw. dem behandelnden Arzt durchzuführen.

F) Verselbstständigte Schlafstörungen

Wenn Sie hier zwei oder mehr Fragen bejaht haben, spricht das dafür, dass Ihre Schlafstörung sich bereits - wie im ersten Kapitel beschrieben - verselbstständigt hat oder im Begriff ist, dies zu tun. Viele Schlafstörungen bestehen fort, wenn die auslösenden Ursachen (z.B. Krankheit oder Stress) längst keine Rolle mehr spielen. Es handelt sich dann um eine sogenannte primäre Insomnie. Häufig spielen verselbstständigte Anteile aber auch bei Schlafstörungen eine Rolle, bei denen zusätzlich noch andere Ursachen (z.B. Krankheiten) zu der Schlafstörung beitragen.

G) Falscher Rhythmus

Wenn Sie eine dieser Fragen bejaht haben, sollten Sie das Kapitel 12.5 über Störungen des Schlaf-Wach-Rhythmus lesen, um zu überprüfen, ob eine der dort beschriebenen Störungsarten auf Sie zutrifft.

H) Auffälliges Verhalten im Schlaf

Wenn eine dieser Fragen auf Sie zutrifft, leiden Sie möglicherweise an einer sogenannten „Parasomnie". Insbesondere, wenn Sie häufig unter Schlafwandeln oder nächtlichem Aufschreien (sogenannter „Pavor nocturnus") leiden, sollten Sie von einer Teilnahme am Schlaftraining absehen.

Nachdem Sie den Fragebogen vollständig ausgefüllt und ausgewertet haben, werden Sie möglicherweise feststellen, dass auf Sie mehrere der in den Bereichen A bis H erfragten Ursachen/Formen zutreffen. Dies ist durchaus nicht ungewöhnlich. Viele Betroffene leiden unter einer Mischform von Schlafstörung (z. B. gleichzeitig einem Zuviel an Tagesschläfrigkeit, als auch an Durchschlafstörungen). Noch häufiger ist es im Falle von Ein- und Durchschlafstörungen, dass mehrere Ursachen zu der Schlafstörung beitragen.

Da ein Fragebogen, wie oben erwähnt, keine ärztliche Diagnose ersetzen kann, sollten Sie bei Verdacht auf eine andere Schlafstörung, wie z. B. ein Schlaf-Apnoe-Syndrom oder Restless-Legs-Syndrom, zunächst ggf. das Kapitel 12 lesen, in dem diese anderen Störungsbilder genauer beschrieben sind. Dort finden Sie auch Hinweise, welche Therapiemöglichkeiten es bei diesen Störungen gibt.

2.3 Diagnose: Primäre Insomnie

Im Falle der drei Betroffenen aus der Schlafambulanz kommt der Somnologe zu dem Ergebnis, dass auf sie alle vor allem die Punkte A und F zutreffen. Bei Herrn H. vermerkt er zusätzlich, dass er vor einigen Jahren einmal für mehrere Monate an einer Depression gelitten hat. Herr H. fürchtet auch, dass er über die Schlafstörungen erneut wieder so depressiv wie damals werden könnte. Frau M. klagt außerdem über häufige Rückenschmerzen, wegen derer sie bereits in Behandlung ist und regelmäßig Rückengymnastik für sich macht. Trotzdem plagen die Beschwerden sie manchmal auch nachts. Bei Frau K. scheinen keine anderen Krankheiten eine Rolle zu spielen. Da sie aber schon seit mehr als zwei Jahren nicht mehr gründlich von ärztlicher Seite untersucht worden ist, bittet er sie, zunächst noch einmal bei ihrer Hausärztin einen Gesundheitscheck durchführen zu lassen. Bei allen drei Patient:innen vermerkt der Somnologe als Diagnose: „Primäre Insomnie (F51.0)“. Dieser Begriff meint Ein- und/oder Durchschlafstörungen, bei denen keine andere Krankheit das Ausmaß der Schlafstörungen hinreichend erklärt. Die Abkürzung „F51.0“ ist die entsprechende Nummer für dieses Krankheitsbild in der Internationalen Klassifikationen der Krankheiten (International Classification of Diseases, abgekürzt ICD), die von der Weltgesundheitsorganisation herausgegeben wird. Statt „primärer Insomnie“ benutzen Fachkundige häufig auch die Bezeichnungen „psychogene“, „psychophysiologische“, „psychoreaktive“, „psychosomatische“ oder „funktionelle“ Insomnie, die das Gleiche meinen.

Um die drei Patient:innen möglichst umfassend über ihre Störung aufzuklären, gibt ihnen der Somnologe zum Schluss des Gesprächs eine kurze Informationsbroschüre mit dem Titel: „Teufelskreis Schlaflosigkeit – Ursachen und Verlauf von Schlafstörungen“ mit und bittet sie, diese bis zum nächsten Termin durchzulesen.

3 Teufelskreis Schlaflosigkeit – Verlauf und Ursachen chronischer Schlafstörungen

3.1 Verbreitung von Schlafstörungen

Wer unter chronischen Schlafstörungen leidet, hat oft das Gefühl, die einzige Person zu sein, die sich durch die Nacht quälen muss, während alle anderen gut schlafen. Häufig reagieren Personen aus dem näheren Umfeld, ja sogar selbst die Partnerin oder der Partner mit Unverständnis, wenn man darüber berichtet, wieder einmal die ganze Nacht wachgelegen zu haben. Oder es kommen Tipps wie z. B. „Du musst dich mehr entspannen", „Trink doch mal ein Glas Wein" usw. Viele Betroffene ziehen es daher resigniert vor, gar nicht über ihre Schlafprobleme zu berichten. Häufig weiß nicht einmal die Hausärztin oder der Hausarzt, dass die betroffene Person darunter leidet.

Der subjektive Eindruck „Alle anderen schlafen gut, nur ich nicht" täuscht aber. Wissenschaftliche Untersuchungen in vielen westlichen Ländern zeigen:

- Etwa jeder dritte erwachsene Mensch leidet gelegentlich unter Ein- und/oder Durchschlafstörungen. Bei etwa jeder zehnten erwachsenen Person liegt bereits eine chronische Schlafstörung vor.
- Schlafstörungen zählen damit (neben Kopfschmerzen) zu den häufigsten psychosomatischen Beschwerden.

Risikofaktoren für Schlafstörungen sind:

Alter: Noch dramatischer sieht die Statistik aus, wenn man das Lebensalter berücksichtigt: 40 % der über 65-Jährigen klagen über unzureichenden Schlaf bzw. Schlafprobleme.

Geschlecht: Bis zum 40. Lebensjahr sind Frauen wie Männer etwa gleich häufig betroffen. Danach nimmt der Anteil der Frauen gegenüber Männern auf 3 : 2 zu. Die Ursache hierfür ist einerseits in den Schlafstörungen zu sehen, die durch hormonelle Umstellungsprozesse während der Wechseljahre verursacht werden, andererseits in dem Umstand, dass Frauen wahrscheinlich ein höheres Schlafbedürfnis haben als Männer.

Einkommen und Ausbildungsniveau: Wie die meisten anderen körperlichen und psychischen Krankheiten treten auch Schlafstörungen häufiger in den unteren Einkommensschichten auf. Die Gründe hierfür liegen auf der Hand: Schlechtere Arbeitsbedingungen (Schichtarbeit), schlechtere Wohnverhältnisse (Straßenlärm), schlechtere Ernährung, eingeschränkte Freizeitmöglichkeiten, finanzielle Sorgen usw.

Andere Krankheiten: Andere körperliche und psychische Krankheiten gehen vermehrt mit Schlafstörungen einher (siehe Kapitel 2).

Schichtarbeit: Über die Hälfte der im Schichtdienst Arbeitenden mit Nachtschichten klagt über Schlafstörungen.

3.2 Dauer von Schlafstörungen

Die Internationale Klassifikation der Schlafstörungen unterscheidet bezüglich der Dauer folgende Schweregrade:

1. *Akute Schlafstörungen:* Dauer von vier Wochen oder weniger.
2. *Subakute Schlafstörungen:* Dauer von mehr als vier Wochen, aber weniger als sechs Monaten.
3. *Chronische Schlafstörungen:* Dauer von sechs Monaten oder länger.

Akute und subakute Schlafstörungen verschwinden häufig wieder, wenn die auslösende Ursache (z. B. eine Krankheit, besondere Stressfaktoren) behoben ist. Bei einigen Betroffenen tritt jedoch innerhalb weniger Wochen nach Beginn einer Schlafstörung eine Verselbstständigung ein. Die auslösenden Ursachen spielen dann keine Rolle mehr und die Schlafstörung wird chronisch. Chronische Schlafstörungen gehören zu den ausgesprochen hartnäckigen Beschwerden. Eine spontane Heilung ohne Behandlung ist bei dieser Form der Schlafstörung äußerst selten. Entsprechend berichten zwei Drittel der Betroffenen mit schweren Schlafstörungen, dass sie bereits ein bis fünf Jahre oder mehr darunter leiden. Bei 40 % der Betroffenen sind es schon mehr als fünf Jahre. Diejenigen, die eine schlafmedizinische Ambulanz aufsuchen, weisen im Mittel sogar eine Störungsdauer von 12 bis 14 Jahren auf! Diese lange Störungsdauer bei Schlafstörungen darf aber nicht entmutigen, denn diese Angaben stammen von Personen, die eben bis zur schlafmedizinischen Befragung noch nie angemessen diagnostiziert und therapiert wurden. Auch bei Patient:innen, deren Schlafstörungen schon Jahrzehnte andauern, lassen sich durch entsprechende gezielte Maßnahmen gute Therapieerfolge erreichen!

3.3 Der leidvolle Weg eines Menschen mit Schlafstörungen

Angesichts der langen Störungsdauer verwundert es nicht, dass viele Betroffene eine wahre Irrfahrt von Arzt zu Ärztin und von Therapeutin zu Therapeut mit jeweils wechselnden Medikamenten und anderen Therapieversuchen erleben. Das nächste Fallbeispiel schildert eine solche typische Patientenkarriere.

Fallbeispiel

Frau B., 52 Jahre, Hausfrau

2006: Beginn der Schlafstörungen nach einer Unterleibsoperation. Es kommt – wahrscheinlich aufgrund hormoneller Umstellungsprozesse – zu massiven Einschlafstörungen.

2006 bis 2007: Obwohl Frau B. die Folgen der Operation gut überstanden hat und laut ihrem Arzt körperlich wieder gesund ist, treten weiterhin Schlafstörungen auf. Zusätzlich zu den Einschlafstörungen fällt es ihr auch immer schwer, nachts durchzuschlafen. Sie versucht sich durch Einnahme verschiedener pflanzlicher Mittel (Baldrian, Hopfen) zu helfen.

2007 bis 2008: Da die Schlafstörungen weiter andauern, wird Frau B. von ihrem Arzt ein Schlafmittel verschrieben. Sie nimmt es zunächst gelegentlich und stellt fest, dass sie damit endlich wieder gut schlafen kann. In den Nächten ohne Schlaftablette liegt sie aber wieder stundenlang wach. Allmählich wird aus der gelegentlichen Schlafmitteleinnahme eine tagtägliche.

2008 bis 2009: Trotz der regelmäßigen Schlafmitteleinnahme beginnt sich der Schlaf erneut zu verschlechtern. Mehrfache Versuche von Frau B., das Schlafmittel abrupt abzusetzen, scheitern. Sie hat das Gefühl, ohne Tablette überhaupt nicht mehr schlafen zu können. Gleichzeitig nimmt ihre Belastbarkeit im Alltag immer mehr ab. Es kommt zu depressiven Verstimmungen.

2010: Nach einer Periode besonders schlechten Schlafes erleidet Frau B. einen „Nervenzusammenbruch“ und wird stationär in die Psychiatrie eingewiesen. Nach dem zweiwöchigen Krankenhausaufenthalt fühlt sie sich etwas besser. Ihr wird ein Antidepressivum verschrieben.

2011 bis 2022: Erneut wird ihr Schlaf phasenweise wieder schlechter. Frau B. zieht sich zunehmend aus ihrem Freundes- und Bekanntenkreis zurück. Auch ihren Freizeitaktivitäten (Tanzen, Sport) geht sie immer seltener nach. Sie fühlt sich immer dünnhäutiger, ängstlicher.

2013: Auf Anraten ihres Arztes geht Frau B. für mehrere Wochen in eine psychosomatische Klinik. Dort erlernt sie ein Entspannungstraining. Ihr Schlaf wird durch den Kuraufenthalt jedoch nicht besser.

2014: Frau B. wird ambulant durch einen Psychiater behandelt. Sie bekommt die Diagnose „Endogene Depression", es werden andere, neue Antidepressiva verordnet.

2015: Frau B. wird erstmals in einem Schlaflabor untersucht. Dort stellt man fest, dass es keine organischen Ursachen für die Schlafstörung gibt. Erneut wird ihr ein anderes Medikament verschrieben. Ihre Durchschlafstörungen halten unvermindert an.

Im Folgenden werden typische Stationen und Merkmale beschrieben, die in Patientenkarrieren immer wieder auftauchen.

Beginn der Schlafstörung

Zu Beginn einer Schlafstörung findet man häufig (aber nicht immer) eine oder mehrere auslösende Ursachen. Neben körperlichen und/oder psychischen Erkrankungen sind dies u. a.:

a) Besondere Lebensereignisse, die zumeist mit Stress verbunden sind (Berufswechsel, Doppelbelastung, Hausbau, Ehescheidung bzw. Trennung, Tod naher Angehöriger, Eintritt in den Ruhestand usw.).
b) Wechseljahrsbeschwerden: Aufgrund der hormonellen Umstellungen kommt es hier sehr leicht zu Schlafstörungen.
c) Pflege von Angehörigen: Die Pflege der eigenen Eltern/Schwiegereltern stellt oft für die Angehörigen eine erhebliche Belastung dar. Sehr häufig berichten Menschen mit Schlafstörungen, dass sie jahrelang ein Familienmitglied zu Hause mit nächtlicher Rufbereitschaft gepflegt haben. Nach dem Tod dieser Person, als man erwartete, sich jetzt erholen zu können und wieder ruhige Nächte zu haben, kommt es zu der bewusst erlebten Schlafstörung.

d) Dauerhafte alltägliche Belastungen im Beruf (z. B. Schichtarbeit, Mobbing) oder in der Familie (anhaltende Paarkonflikte, Problemkinder).

Verlauf der Schlafstörung

Typisch für viele Störungsverläufe ist,

- dass die auslösenden Ursachen nach einiger Zeit keine Rolle mehr spielen bzw. nicht mehr vorhanden sind, die Schlafstörung aber trotzdem anhält,
- dass die Schwere der Symptome zunimmt, z. B. in der Form, dass zu den anfänglichen Einschlafstörungen später Durchschlafstörungen hinzukommen.

Typisch sind auch eigene Therapieversuche der Betroffenen. Die meisten Betroffenen versuchen sich anfangs mit pflanzlichen oder anderen rezeptfreien Schlafmitteln zu helfen. Viele greifen auch auf sogenannte alternative Heilmethoden und Gesundheitsverfahren (Homöopathie, Bachblüten, Heilpraktiker:in, Yoga, Meditation usw.) zurück. Die meisten versuchen des Weiteren, durch ihr Verhalten der Schlafstörung entgegenzuwirken, z. B. durch Ernährungsumstellung, Sport, veränderte Zubettgehzeiten, Koffeinverzicht, Ruhe am Abend, anderes Schlafzimmer. Nicht wenige unserer Patient:innen haben erhebliche finanzielle Investitionen in neue Betten, Wünschelrutengänger:innen, Analyse von Wasseradern, Elektrosmog, Umweltallergien usw. getätigt.

Bei den meisten Betroffenen kommt es irgendwann zur Verschreibung eines rezeptpflichtigen Schlafmittels. Diese Medikamente bewirken eine wesentliche Verbesserung des Schlafes – bei vielen Patient:innen ist diese Verbesserung aber nur vorübergehend. Wie im Beispiel von Frau B. führt dann der Versuch, das Medikament – da es ja nicht mehr wirkt – wegzulassen, zu Entzugssymptomen mit vermehrten Schlafstörungen. Es bildet sich die Überzeugung: „Ohne Schlafmittel kann ich nicht schlafen." (Viele Schlafmittel dürfen nicht abrupt abgesetzt werden! Siehe hierzu Kapitel 11.)

Die meisten unserer Patient:innen haben irgendwann auch eine Entspannungstechnik erlernt. Viele erleben infolge der Schlafstörung im Laufe der Jahre erhebliche Beeinträchtigungen in der Stimmung bis hin zu Depressionen. Bei manchen Patient:innen kann es – häufig auch in Zusammenhang mit weiteren Belastungen – zu einem Erschöpfungszustand kommen, der von den Betroffenen als „Nervenzusammenbruch" erlebt wird. Ein solcher Erschöpfungszustand bedeutet aber nicht, dass man verrückt wird.

Die meisten Betroffenen besuchen im Laufe der Zeit eine ganze Reihe von medizinischem Fachpersonal aus verschiedenen Bereichen (Allgemeinmedizin, Innere Medizin, Neurologie, Psychiatrie), Kliniken (insbesondere Psychosomatische Kliniken) oder haben auch bereits eine ambulante Psychotherapie gemacht. Aufgrund dieser zahlreichen Versuche, endlich hinter die wahren Ursachen ihrer Schlafstörung zu kommen, haben viele Patient:innen die Überzeugung gewonnen: „Mir kann nichts mehr helfen." Eine frustrierende Erfahrung ist – wie oben im Beispiel – in den letzten Jahren hinzugekommen: Wenn Menschen mit chronischen Ein- und/oder Durchschlafstörungen nach Jahren endlich in ein schlafmedizinisches Zentrum kommen, stellen sie fest, dass dort nur organische Ursachen wie z.B. die Schlaf-Apnoe ausgeschlossen werden. Eine weitergehende Behandlung bei chronischer Insomnie erfolgt leider bislang nur in wenigen Zentren.

Einer der Gründe, dass es zu solchen Patientenkarrieren kommt, liegt mit darin, dass die Schlafmedizin nach wie vor eine junge Wissenschaft ist. Erst 1992 wurde z.B. der Fachverband „Deutsche Gesellschaft für Schlafforschung und Schlafmedizin" gegründet. Diese späte Entwicklung hatte zur Folge, dass:

- Betroffene erst häufig nach Jahren von einer fachkundigen Person mit schlafmedizinischer Expertise angemessen diagnostiziert werden,
- Schlafmittel zu schnell und zu lange verschrieben wurden und werden,
- es nach wie vor zu wenig ärztliches und psychotherapeutisches Personal gibt, das in spezifischen nichtmedikamentösen Therapietechniken zur Behandlung von Ein- und Durchschlafstörungen ausgebildet und erfahren ist.

3.4 Teufelskreislauf Schlaflosigkeit oder: „Warum hören Schlafstörungen von allein nicht auf?"

Zu den beunruhigendsten Erfahrungen eines schlafgestörten Menschen gehört es, dass seine Schlafstörungen völlig unvorhersehbar, unkontrollierbar und scheinbar ohne jede erkennbare Ursache auftreten. In der

Psychologie spricht man von einer sogenannten „Verselbstständigung" der Störung. Bei vielen chronischen Schlafstörungen tritt eine solche Verselbstständigung schon innerhalb der ersten Wochen auf und dauert dann oft jahrelang an. Von daher ist es wichtig, dass man neben den auslösenden Faktoren wie Krankheiten und Stressfaktoren auch diese verselbstständigten Anteile in einer Therapie bei chronischen Schlafstörungen berücksichtigt.

Wie kommt es zur Verselbstständigung?

Die Verselbstständigung einer Schlafstörung bzw. der Teufelskreislauf, der immer wieder zu schlafgestörten Nächten führt, setzt sich aus verschiedenen psychologischen und physiologischen/körperlichen Faktoren zusammen. Am besten kann man ihn verstehen, wenn man sich in die Situation einer betroffenen Person hineinversetzt, die am Abend gerade zu Bett geht oder nachts gerade wach geworden ist.

Für die meisten Betroffenen ist diese Situation alles andere als unbefangen. Aufgrund der Erfahrung mit den Qualen schlafloser Nächte stellt sich bei ihnen automatisch der Gedanke ein: „Wie wird die Nacht werden? Hoffentlich kann ich schlafen." Bewusst oder unbewusst sind mit diesem Gedanken weitere Vorstellungen verbunden:

- „Ich werde wieder stundenlang wachliegen, grübeln, mich quälen."
- „Wie soll ich den nächsten Tag schaffen, wenn ich nicht ausgeschlafen bin?"
- „Irgendetwas stimmt in meinem Kopf nicht, dass ich überhaupt nicht mehr richtig schlafen kann."
- „Wenn es so weitergeht, werde ich krank oder verrückt werden."
- „Wenn es so weitergeht, werde ich noch meinen Arbeitsplatz verlieren."
- „Ich bin nicht mehr die- bzw. derselbe wie früher, weil ich so schlecht schlafe."
- „Die Schlafmittel, die ich nehme, werden mich abhängig machen."

Diese Gedanken lösen unmittelbar negative Gefühle wie Misstrauen, schlechte Stimmung, Angst und Anspannung aus. Bei vielen Betroffenen ist diese Kopplung aus Gedanken und Gefühlen so eingeschliffen, dass sie auf die Frage „Gehen Sie noch gerne ins Bett?" allenfalls mit „Jein", viele aber auch mit einem klaren „Nein, das Bett ist für mich ein Ort des Schreckens geworden" antworten.

Körperlich führen diese Gefühle zu einem Erregungsanstieg bzw. zu einer Zunahme von Wachheit. Diese körperliche Reaktion erleben viele Betroffene in der Form, dass sie todmüde zu Bett gehen, dann aber plötzlich hellwach sind. Andere körperliche Reaktionen können sein: Angespannte Muskeln, Herzklopfen, Schwitzen, gedanklich nicht abschalten können, Grübeln (das nächtliche Grübeln dreht sich nicht unbedingt um tatsächliche Probleme; häufig sind es Banalitäten, um welche die Gedanken zwanghaft kreisen).

Die Konsequenz aus dieser Reaktionskette von Gedanken, Gefühlen und körperlicher Reaktion ist die erneute Erfahrung einer gestörten, schlaflosen Nacht. Diese Erfahrung löst dann spätestens am nächsten Abend wieder die oben beschriebenen Gedanken aus: Man dreht sich verzweifelt im Kreis und kommt nicht heraus. Viele schlafgestörte Menschen entwickeln im Laufe der Zeit ein Verhältnis zum Schlafen, welches im amerikanischen Raum als „performance anxiety" bezeichnet wird. Dieser Begriff lässt sich nur schlecht wörtlich als „Leistungsangst" übersetzen. Gemeint ist damit, dass die Betroffenen das Thema Schlaf und vor allem Schlafdauer immer mehr wie eine Leistung erleben und ängstlich überprüfen, ob sie ihr Leistungssoll schon geschafft haben. Dies zeigt sich vor allem in Gedanken wie „Ich muss mindestens sieben Stunden Schlaf bekommen" oder – wenn sie nachts um 3 Uhr aufwachen – „Ich habe erst drei Stunden geschlafen" oder „Ich habe nur noch drei Stunden". Immer wieder wird durch häufiges Prüfen des Weckers gecheckt, wie viel Schlaf schon zusammengekommen ist. Der Schlaf wird quasi „zusammengekratzt".

Als Folge anhaltender Schlafstörungen beginnen daher viele Betroffene Verhaltensgewohnheiten zu verändern, um irgendwie mit der Schlafstörung klarzukommen. Oft handelt es sich dabei um solche Verhaltensänderungen, die kurzfristig eine Linderung bringen (z.B. am Wochenende morgens länger im Bett liegen bleiben, um die Schlafschuld der vorherigen Nächte auszugleichen). Langfristig tragen sie aber durch diese neuen Gewohnheiten zu dem Teufelskreislauf bei, weil sie damit unmittelbar die körperliche Schlaf-Regulation schwächen und ohnehin weiter zu der Befangenheit gegenüber dem Thema Schlaf beitragen. Nach und nach dreht sich das ganze Leben um das Thema Schlaf. Solche falschen Verhaltensgewohnheiten, mit denen wir uns später noch genauer beschäftigen werden, sind im Folgenden aufgeführt.

Falsche Gewohnheiten, die zur Aufrechterhaltung der Schlafstörung beitragen

1. *Man geht früher oder zu unterschiedlichen Zeiten zu Bett, um jeweils den richtigen Müdigkeitspunkt abzupassen:* Unregelmäßige Zubettgehzeiten destabilisieren unseren inneren biologischen Rhythmus, der auch unser Schlafen steuert. Der Körper kann sich als Folge nicht auf einen festen, quasi vertrauten Zeitpunkt einstellen.
2. *Man steht – insbesondere am Wochenende – später auf als sonst üblich:* Viele Betroffene können häufig erst in den frühen Morgenstunden überhaupt in den Schlaf finden, von daher ist es sehr verständlich, dass sie das Wochenende nutzen, um dann länger zu schlafen. Ähnlich wie bei der wechselnden Zubettgehzeit wird hierdurch der biologische Rhythmus durcheinandergebracht. Die Folge ist: Insbesondere in den Nächten von Sonntag auf Montag und Montag auf Dienstag treten Schlafstörungen mit einer höheren Wahrscheinlichkeit auf als sonst.
3. *Kurzschlafphasen am Tage:* Um den mangelnden Schlaf in der Nacht auszugleichen, legen sich viele – insbesondere ältere Menschen – tagsüber hin. Die meisten berichten, dass sie während dieser Zeit gar nicht richtig schlafen, allenfalls nur dösen könnten: Solche Ruhephasen am Tage tragen dennoch zu einer Reduzierung des Schlafdruckes und damit zu Schlafstörungen bei.
4. *Kurzes Einnicken vorm Fernseher:* Bei einigen Menschen mit chronischen Schlafstörungen kommt es vor, dass sie öfter am Abend vorm Fernseher für wenige Minuten einnicken oder eindösen. Diese häufig nur sehr kurzen Momente reichen aus, um den Schlafdruck erheblich zu reduzieren und direkt Ein- oder Durchschlafstörungen zu verursachen.
5. *Alkohol als Schlafhelfer:* Viele Betroffene helfen der nötigen Bettschwere mit einem oder zwei Glas Wein (oder sonstigen alkoholischen Getränken) nach: Tatsächlich verbessert Alkohol das Einschlafen, aber schon relativ geringe Mengen Alkohol können zu einer Störung der zweiten Nachthälfte führen.
6. *Lange Bettliegezeiten:* Um genügend Schlaf quasi zusammenzukratzen, verbringen schlafgestörte Menschen häufig überdurchschnittlich viel Zeit im Bett. Da sie einen Großteil der Zeit wachliegen, grübeln und sich ärgern, kommt es zu einem verhängnisvollen Lernprozess. Während für einen schlafgesunden Menschen das Schlaf-

zimmer und Bett ein angenehmer Ort der Erholung sind, wird für viele schlafgestörte Menschen das Bett zum Ort des Schreckens: Statt mit angenehmem Schlaf ist das Bett mit unangenehmem Wachliegen, Grübeln und Sorgen verbunden. Es sind diese sich im Laufe langer Jahre allmählich verfestigenden Assoziationen, die mit dazu beitragen, dass ihr Körper schon mit einer entsprechenden Anspannung reagiert, wenn sie z.B. tagsüber an die kommende Nacht denken oder sich am Abend zu Bett begeben.

7. *Blick auf den Wecker:* Aus Sorge, nicht genügend Schlaf zu bekommen, wird in der Nacht immer wieder kontrolliert, wie spät es ist. Der Blick auf den Wecker und das Ausrechnen, wie viele Stunden einem noch bis zum Aufstehen verbleiben, führt dazu, dass die Unbefangenheit gegenüber dem Schlaf verloren geht.
8. *Schonhaltung am Tage:* Wegen der ständigen Müdigkeit, aber auch, um am Abend die richtige Ruhe zu finden, beginnen viele Schlafgestörte, immer weniger Freizeitaktivitäten nachzugehen. Hobbys und freundschaftliche Beziehungen werden mehr und mehr vernachlässigt. Das gesamte Aktivitätsniveau nimmt ab. Die Folge ist ein weiterer Teufelskreislauf aus zunehmend verminderter Lebensqualität und Unzufriedenheit bis hin zu Depressionen und Vereinsamung.

Die Abbildung 1 (siehe Seite 40) verdeutlicht noch einmal den Teufelskreislauf der chronischen Schlafstörung.

Teilweise beruhen die oben angesprochenen Gedanken (z.B. „Ich muss acht Stunden schlafen") und die entsprechenden Verhaltensgewohnheiten darauf, dass Schlafgestörte (ebenso wie die meisten Schlafgesunden) sowohl zu wenig über die Natur des normalen und gesunden Schlafes als auch über die Ursachen von chronischen Schlafstörungen wissen. Ein wichtiger Teil des Schlaftrainings besteht daher darin, Sie zu einer „Expertin" bzw. zu einem „Experten" in eigener Sache" zu machen. Mit dem Lesen dieses Kapitels sind Sie jetzt bereits einen ersten Schritt in diese Richtung gegangen. Vielleicht ahnen Sie, dass Ihre Schlafstörung, die Ihnen bisher unerklärlich war, durchaus erklärbar ist. Mehr noch wird Sie natürlich interessieren, wie Sie aus diesem Teufelskreislauf wieder aussteigen können. Vielleicht aber haben Sie auch noch Ihre Zweifel, ob das hier beschriebene Modell einer Schlafstörung auf Sie tatsächlich zutrifft. Wenn Sie als „Expertin bzw. Experte in eigener Sache" Ihre Zweifel haben, ist das sehr gut! Schließlich sollte jemand mit Expertise nicht einfach gutgläubig handeln, sondern die eigene Meinung auf beobachtbare Erfahrungen stützen. Im folgenden Kapitel werden Sie daher angeleitet, Ihre Schlafstörung systematisch selbst zu beobachten. In Kapitel 5 werden dann genauer die Grundlagen und die Vorgehensweise des Schlaftrainings erklärt.

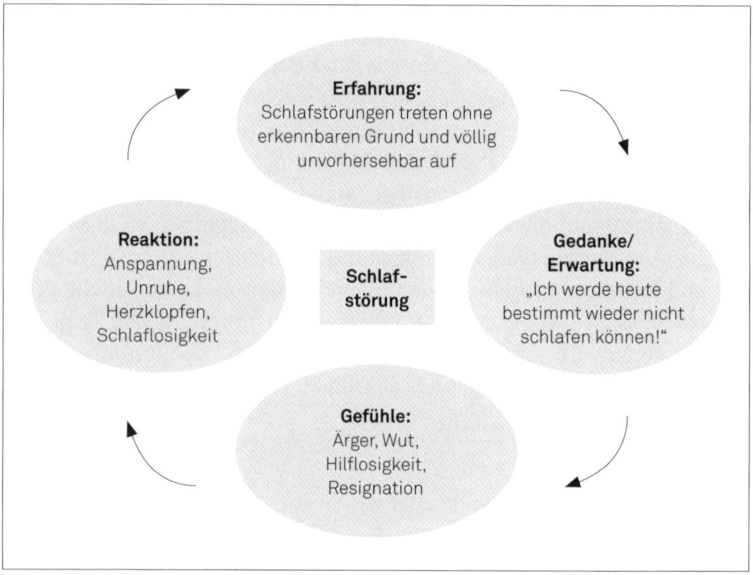

Abbildung 1: Teufelskreislauf Schlafstörung

4 Den eigenen Schlaf unter die Lupe nehmen: Das Schlafprotokoll

4.1 Was ist ein Schlafprotokoll?

Wenn Sie eine Krankheit behandeln lassen, sind zwei Dinge vorher wichtig: Zunächst muss abgeklärt werden, welche Krankheit vorliegt. Dafür diente in Ihrem Fall der Fragebogen im zweiten Kapitel. Im zweiten Schritt muss festgestellt werden, wie stark die Krankheitssymptome ausgeprägt sind. Ein Beispiel: Wenn Sie mit einer schweren Erkältung zur Ärztin gehen, wird diese zunächst abklären, ob eine Virusgrippe oder eine andere Erkrankung vorliegt. Dann wird sie Sie genauer untersuchen und z.B. Fieber, Blutdruck und Herzschlag messen, bevor sie eine Behandlung beginnt. Ähnlich wie in diesem Beispiel sollen auch Sie zunächst Ihren Schlaf genauer untersuchen. Dazu ist kein Schlaflabor erforderlich. Es reicht, dass Sie lernen, Ihren Schlaf genauer zu beobachten. Diesem Zweck dienen die sogenannten Schlafprotokolle. Schlafprotokolle sind auch in der Schlafmedizin ein anerkanntes und wichtiges Messinstrument, um Ausmaß und Ursachen einer Schlafstörung besser zu erfassen. Als Schlafprotokoll (auch Schlaftagebuch genannt) bezeichnet man einen Kurzfragebogen, der in der Regel ein bis zwei Wochen lang jeden Morgen und jeden Abend ausgefüllt wird. Dieses Messverfahren soll Ihnen später auch helfen zu überprüfen, ob das Schlaftraining bei Ihnen Erfolge zeigt. Auf der Grundlage des Schlafprotokolls werden Sie außerdem gezielt angeleitet, Veränderungen im Umgang mit Ihrer Schlafstörung vorzunehmen. Die Schlafprotokolle werden Sie also das gesamte Schlaftraining hindurch begleiten. Eine Vorlage für ein Schlafprotokoll und eine Anleitung zum Ausfüllen finden Sie am Ende des Buches auf den Seiten 187 und 188/189. Machen Sie sich für die Dauer des Schlaftrainings ausreichend Kopien vom Schlafprotokoll. Alternativ besteht die Möglichkeit, sich das Schlafprotokoll auf unserer Internetseite herunterzuladen (www.schlafgestoert.de/site-49.html).

Wichtig

Bevor Sie mit dem Schlaftraining selber starten, sollten Sie mindestens eine Woche lang ein Schlafprotokoll geführt haben!

Sie können mit dem Schlaftagebuch an jedem beliebigen Tag beginnen, aber achten Sie darauf, dass Sie sich einen für Ihren Alltag typischen Zeitraum auswählen (also nicht gerade Ostern, Weihnachten oder wenn Sie Urlaub machen). Nach Möglichkeit sollten Sie, wenn Sie die Schlafprotokolle zum ersten Mal führen, noch keine Veränderungen Ihres Schlaf-Wach-Verhaltens vornehmen. Dadurch können Sie später viel genauer den Erfolg solcher Veränderungen durch nachfolgende Schlafprotokolle feststellen. Vor der ersten Bearbeitung sollten Sie die Anleitung zum Ausfüllen der Schlafprotokolle durchgelesen haben!

Häufige Fragen im Zusammenhang mit dem Schlafprotokoll

Frage: Muss ich meine Schlafmedikamente absetzen, bevor ich ein Schlafprotokoll führe?
Antwort: Wenn Sie regelmäßig oder gelegentlich Schlafmittel einnehmen, sollten Sie dies auch in der Zeit tun, in der Sie das Schlafprotokoll führen. Generell gilt: Verändern Sie die Dosis und Einnahmehäufigkeit Ihrer Schlafmittel nur in Absprache mit der behandelnden Ärztin bzw. dem behandelnden Arzt. Auf Schlafmittel wird noch genauer in Kapitel 11 eingegangen werden. Wie Sie mit Schlafmitteln im Laufe des Schlaftrainings umgehen sollen, wird in Kapitel 6.1 näher erläutert.

Frage: Was bedeutet „unmittelbar nach dem Aufstehen ausfüllen"? Wenn ich unmittelbar nach dem Aufstehen beurteilen soll, wie müde ich bin und wie meine Stimmung ist, könnte ich jedes Mal eine „5" oder „6" eintragen (entsprechend sehr müde und schlechte Stimmung), egal wie gut oder schlecht ich geschlafen habe. Eine halbe Stunde später sieht es dann schon ganz anders aus.
Antwort: Wenn Sie den Eindruck haben, dass Sie eine bessere Schätzung Ihrer Stimmung und Müdigkeit erst nach einer halben Stunde abgeben können, dürfen Sie das tun. Der zeitliche Abstand zum Aufstehen sollte aber maximal 30 bis 60 Minuten betragen. Da bereits in dieser Zeit die Erinnerung an die Nacht zu verblassen beginnt, sollten Sie nach Möglichkeit die Fragen zum Schlaf selber (Einschlafdauer, nächtliche Aufwachhäufigkeit, Wachliegedauer usw.) unverändert unmittelbar nach dem Aufstehen beantworten.

Frage: Sollte ich mir nicht bereits nachts Notizen machen, wie häufig ich wach geworden bin und wie lange ich wach gelegen habe?
Antwort: Nein, wenn Sie bereits nachts Ihre Aufmerksamkeit darauf richten, wie viel Schlaf Sie bekommen, machen Sie sich unter Umstän-

den nur verrückt. Es reicht, wenn Sie sich am Morgen die Frage stellen, wie die Nacht war.

Frage: Ich kann absolut nicht beurteilen, wie viel Schlaf ich bekommen habe!
Antwort: Für die weitere Auswertung der Schlafprotokolle ist eine grobe Einschätzung wichtig. Wenn Sie sich sehr unsicher sind, können Sie zum Beispiel einen Schätzbereich angeben (z.B. zwei bis vier Stunden) und daraus für die spätere Auswertung einen Mittelwert machen (im Beispiel: 2+4=6, geteilt durch 2=3 Stunden).

4.2 Wie wertet man ein Schlafprotokoll aus?

Nachdem Sie eine Woche lang ein Schlaftagebuch ausgefüllt haben, können Sie mit der Auswertung beginnen. Zweck des Schlaftagebuches ist es, dass Sie quasi Wissenschaft in eigener Sache betreiben. Durch die genaue Beobachtung und Aufzeichnung Ihrer Schlafstörung ist es möglich, einen Teil der Ursachen, die der Schlafstörung zugrunde liegen, zu erkennen. Für die Auswertung der Schlaftagebücher müssen Sie zunächst einige Berechnungen vornehmen, für die Sie am besten einen Taschenrechner hinzuziehen:

Berechnung von Mittelwerten

Berechnen Sie mithilfe des Datenblattes im Anhang auf Seite 191 für die ganze Woche jeweils den Mittelwert für Einschlafdauer, Aufwachhäufigkeit, nächtliche Wachdauer, Schlafdauer und Bettliegezeit (siehe Tabelle 1). Einen Wochenmittelwert berechnen Sie, indem Sie die einzelnen Werte für jeden Wochentag von Montag bis Sonntag zusammenzählen und diese Summe durch sieben teilen. Da die Minuteneinheit eine andere ist als die von Stunden, müssen Sie für die Berechnung der Mittelwerte von Schlafdauer und Bettliegezeit diese zunächst in Gesamtminuten umrechnen. Sie finden dafür eine Umrechnungstabelle im Anhang des Buches auf Seite 190.

Schlaf- und Einschlafdauer

Für diese Werte ist es schwierig, eine allgemein verbindliche Norm zu definieren. Alter, Gewohnheiten, Schlafbedürfnis usw. spielen hier eine wichtige Rolle. Als grobe Orientierung kann man eine mittlere Schlafdauer von weniger als sechs Stunden und eine Einschlafdauer von mehr als 30 bis 45 Minuten als gestört betrachten.

Tabelle 1: Beispiel eines Datenblattes zur Auswertung der Schlafprotokolle

Datenblatt zur Auswertung der Schlafprotokolle									
	Mo	**Di**	**Mi**	**Do**	**Fr**	**Sa**	**So**	**Summe**	**:7 = Mittelwert**
Einschlafdauer	120	30	90	10	180	20	60	480	68,5 Min.
Aufwachhäufigkeit	2	3	3	1	2	1	3	15	2,1 Mal
Nächtliche Wachdauer	40	60	120	30	60	180	90	415	59,2 Min.
Schlafdauer	320	330	240	380	240	340	450	2240	320 Min. bzw. 5h 20Min.
Bettliegezeit*	480	420	450	420	480	540	600	3390	484 Min. bzw. 8h 4Min.

* = Differenz zwischen Zubettgehzeit und Aufstehzeit

Vergleich der Schlaftagebücher mit den Globalschätzungen

Vergleichen Sie Ihre globale rückblickende Einschätzung Ihrer Schlafgewohnheiten, die Sie im ersten Kapitel gemacht haben, mit den Mittelwerten der Schlaftagebücher. Sehr häufig stellt man bei diesem Vergleich fest, dass die Werte in den Schlaftagebüchern wesentlich besser sind. Dies hängt mit der Tendenz zusammen, dass wir als Menschen uns eher und besser an die schlechten und weniger guten Sachen erinnern als an die normalen und eher guten Dinge. Auf diese Art und Weise entsteht dann in der Erinnerung häufig der Eindruck „Der Schlaf war diese Woche wieder katastrophal“ oder „Ich schlafe im Durchschnitt nur drei bis vier Stunden“, während man in den Schlaftagebüchern häufig feststellt, dass nur drei von sieben Nächten einer Woche tatsächlich so katastrophal schlecht waren (was nicht bedeutet, dass die übrigen Nächte besonders gut gewesen sein müssen). Diese Tendenz, die Schlafstörung in der Erinnerung als katastrophaler wahrzunehmen als sie tatsächlich ist, trägt gerade bei chronischen Schlafstörungen häufig mit zur Aufrechterhaltung bei.

Welche Anteile sind gesund?

Überprüfen Sie, ob dem vermeintlich unvorhersehbaren Auftreten schlechter Nächte nicht doch eine gewisse Regelmäßigkeit zugrunde liegt. In den meisten Fällen findet man nämlich, dass es nach zwei, spätestens nach drei Nächten zu einer etwas besseren Erholungsnacht kommt. Dies ist ein wichtiger Hinweis darauf, dass Ihr Körper nach wie vor in der Lage ist, mögliche Schlafdefizite auszugleichen.

Da man auch beim Führen eines Schlaftagebuches häufig dazu neigt, vorrangig nur die negativen Seiten zu sehen, sollten Sie sich für jede Frage des Schlaftagebuches bewusst überlegen: Was ist in Ordnung für mich (z. B. Ich habe keine Probleme mit dem Einschlafen; Ich bin trotz geringer Schlafdauer relativ befriedigend leistungsfähig) bzw. was ist nicht in Ordnung für mich (Ich werde an vier von sieben Tagen zu früh wach).

Zusammenhang zwischen Schlafdauer und Tagesbefinden prüfen

Überprüfen Sie, ob eine längere Schlafdauer regelmäßig auch mit einer geringen Müdigkeit bzw. besseren Erholsamkeit am Morgen einhergeht. Wenn Sie feststellen, dass die Erholsamkeit und Müdigkeit am Morgen weitgehend unabhängig sind von der Schlafdauer, ist dies ein wichtiger Hinweis. Ursache hierfür kann u. a. sein:

- Die Schlafqualität ist gestört (Verdacht auf eine organische Störung wie z. B. Schlaf-Apnoe-Syndrom oder Periodische Beinbewegungen).

- Eine andere Krankheit (z. B. eine Depression) liegt dem Gefühl von Mattigkeit, Unlust am Morgen zugrunde.
- Ein regelmäßiges Müdigkeitsloch am Morgen kann auch ganz einfach dadurch erklärt werden, dass Sie möglicherweise ein ausgeprägter Abendmensch bzw. Morgenmuffel sind (siehe Kapitel 9 und 12).

Überprüfen Sie in der gleichen Art und Weise auch, ob Ihre eingeschätzte Leistungsfähigkeit am Tage und die Stimmung am Abend ebenso von der vorausgegangenen Schlafdauer abhängig sind. Häufig stellt man bei dieser Überprüfung fest, dass die Annahme, dass man bei unzureichender Schlafdauer den „ganzen nächsten Tag abschreiben kann“, nur sehr bedingt zutrifft. Nachdem Sie jetzt geprüft haben, wie stark sich der Schlaf negativ auf den kommenden Tag auswirkt, sollten Sie auch dem umgekehrten Zusammenhang nachforschen, nämlich der Frage, ob sich vielleicht ein Tag mit schlechter Stimmung und/oder Leistungsfähigkeit negativ auf die folgende Nacht auswirkt.

Schlafmittel

Wenn Sie gelegentlich Schlafmittel nehmen, können Sie mithilfe der Schlaftagebücher überprüfen, ob die Nächte, in denen Sie ein Schlafmittel genommen haben, wesentlich besser sind als diejenigen, in denen Sie ohne Medikament ausgekommen sind.

Haben Sie eine gute Schlafhygiene?

Die folgenden Aspekte beziehen sich vor allem darauf, ob Sie über eine gute Schlafhygiene verfügen. Darunter versteht man jene Gewohnheiten am Tage wie in der Nacht, die für einen guten Schlaf förderlich sind. Wir werden uns später noch genauer mit dem Thema Schlafhygiene beschäftigen.

1. *Beurteilung der Bettliegezeit:* Überprüfen Sie, ob die Einschätzung der Bettliegezeit in der Globalschätzung (Sie müssen diese aus der Differenz zwischen Zubettgeh- und Aufstehzeit zuvor berechnen) mit der tatsächlichen mittleren Bettliegezeit in den Schlaftagebüchern übereinstimmt. Nicht selten neigt man als betroffene Person dazu, durch ein Ausdehnen der Liegezeit mehr Schlaf zusammenzubekommen,

ohne dass dies einem unmittelbar bewusst ist. Wenn man unter Ein- und/oder Durchschlafstörungen leidet, sollte die Bettliegezeit keinesfalls mehr als acht, besser sogar nur sieben Stunden betragen. Längere Liegezeiten von neun oder mehr Stunden führen häufig automatisch zu Schlafproblemen.

2. *Regelmäßigkeit der Zubettgeh- und Aufstehzeit:* Überprüfen Sie für Zubettgeh- und Aufstehzeit jeweils: Was ist der früheste Zeitpunkt in der Woche gewesen, welcher der späteste? Die Differenz sollte im Sinne einer gesunden Schlafhygiene nicht mehr als eine Stunde betragen. Natürlich neigt man gerade am Wochenende dazu, später aufzustehen und evtl. auch später zu Bett zu gehen. Überprüfen Sie, ob sich dies nicht nachträglich auf Ihren Schlaf negativ auswirkt. Sehr häufig sind gerade die Nächte von Sonntag auf Montag (bzw. nach Nächten, wo man sich mal so richtig ausgeschlafen hat) wesentlich schlechter als der Gesamtwochenmittelwert.
3. *Mittagsschlaf:* Wenn Sie nur gelegentlich Mittagsschlaf gehalten haben, überprüfen Sie, ob die Nächte nach einem solchen Mittagsschlaf schlechter/besser sind als Nächte nach Tagen ohne Mittagsschlaf. Prüfen Sie weiter, ob nach Tagen, an denen Ihr Mittagsschlaf besonders lang oder nach 15 Uhr war (auch wenn es nur wenige Minuten „Dösen" waren), es möglicherweise viel eher zu Ein- und Durchschlafproblemen gekommen ist.
4. *Alkohol:* Manchmal stellt man erst durch das Führen eines Schlaftagebuches fest, dass der vermeintlich gelegentliche Genuss von einem Glas Wein/Bier tatsächlich ein höchst regelmäßiger ist. Überprüfen Sie, wenn Sie mehrmals in der Woche Alkohol getrunken haben, ob diese Nächte in Bezug auf Aufwachhäufigkeit, nächtliche Wachdauer und/oder Erholsamkeit schlechter sind als Nächte ohne vorherigen Alkoholkonsum. Wenn Sie die Erfahrung machen, dass schon mäßiger Alkoholkonsum sich stark nachträglich auf Ihre Erholsamkeit am Morgen auswirkt, kann dies auch ein Hinweis für eine schlafbezogene Atmungsstörung sein, da Alkohol schon in geringen Dosen zu einer Verdoppelung von Schnarchen, Dauer und Häufigkeit nächtlicher Atempausen führt.
5. *Müdigkeit am Abend:* Sind Sie ausreichend müde bzw. schläfrig gewesen, wenn Sie am Abend zu Bett gingen oder liegt Ihr Mittelwert eher bei 2 bis 3, also „relativ wenig müde"? Für diese geringe Müdigkeit am Abend gibt es verschiedene Erklärungsmöglichkeiten:
   a) Wenn Sie sich am Abend richtig schläfrig fühlen, diese Schläfrigkeit aber schlagartig verschwindet, sobald Sie im Bett liegen, dann

ist hierfür häufig der in Kapitel 3 beschriebene Teufelskreislauf der verselbstständigten Schlafstörung verantwortlich: Ihr Körper hat gewissermaßen gelernt, das Bett und die kommende Nacht wie einen „Feind" zu betrachten.

b) Geringe Müdigkeit beim Zubettgehen kann auch die Folge von kurzem Dösen am Abend vorm Fernseher sein.
c) Bei Abendmenschen stellt sich eine echte Schläfrigkeit aufgrund ihres biologischen Rhythmus nur zögernd ein.

Weitere Faktoren, welche die körperliche Müdigkeit am Abend beeinflussen können, finden Sie unter dem Thema „Schlafhygiene – Regeln des gesunden Schlafes" in Kapitel 10.

Teil 2:
Das Schlaftraining

5 Das Schlaftraining: Grundlagen und Wirkprinzip

Im dritten Kapitel haben Sie den Teufelskreislauf Schlaflosigkeit kennengelernt, der ursächlich an der Aufrechterhaltung von Schlafstörungen beteiligt ist. Nun kommen wir zu der wichtigen Frage, wie es möglich ist, diesen Teufelskreislauf anzuhalten. Wie die meisten Betroffenen werden Sie selber sicherlich auch schon die eine oder andere Methode (z. B. Entspannungstechniken, Schlafmittel und anderes) ausprobiert haben, um endlich wieder schlafen zu können. Ein Blick in den Teufelskreislauf verrät, warum solche einzelnen Behandlungstechniken häufig nicht funktionieren: Entspannungstechniken z. B. können, wenn man sie gut beherrscht, zwar die körperliche und gefühlsmäßige Erregung abschalten. Damit sind jedoch nur zwei Elemente des Teufelskreislaufs unterbrochen. Gedanken und falsche Verhaltensgewohnheiten sind nach wie vor in der Lage, jederzeit den Teufelskreis erneut anzustoßen. Das Schlaftraining setzt daher gezielt eine Kombination mehrerer Techniken ein, um alle Elemente des Teufelskreislaufs gleichermaßen zu beeinflussen:

1. Mithilfe der sogenannten Schlafkompressionstechnik wird ein Gegengewicht zu dem körperlichen und gefühlsmäßigen Erregungsniveau geschaffen.
2. Sie erhalten konkrete Anleitungen, welche Verhaltensgewohnheiten für einen gesunden Schlaf förderlich sind.
3. Ein weiterer Bestandteil des Schlaftrainings beinhaltet die Ausbildung zur Expertin bzw. zum Experten in eigener Sache: Durch eine breit angelegte Wissensvermittlung zum Thema Schlaf und Schlafstörungen sollen falsche Befürchtungen und Gedanken entschärft werden.
4. Über Übungen und Hausaufgaben lernen Sie, mit Grübeln und sich aufdrängenden Gedanken anders als bisher umzugehen.

Dieses Kapitel wird sich zunächst ausführlich mit der Schlafkompressionstechnik beschäftigen, die ein Hauptbestandteil des Schlaftrainings ist.

5.1 Das Prinzip der Schlafkompression

Die Technik der Schlafkompression (Schlafbeschränkungstherapie) beruht darauf, dass die Schlafzeiten (bzw. die Zeit, die Sie im Bett verbringen dürfen) jeweils von Woche zu Woche durch ein sogenanntes „Schlaffenster" festgelegt und insbesondere am Anfang stark eingeschränkt werden. Die Methode der Schlafkompression entspricht also einem lang anhaltenden kontinuierlichen Schlafentzugseffekt. Ziel dieser Schlafkompression ist es, Ihre Ein- und Durchschlaffähigkeit wieder zu steigern und Ihren Schlaf effizienter zu machen. „Weniger ist mehr" lautet das Motto: Statt acht Stunden von Wachphasen unterbrochenem, zerstückeltem Schlaf soll auf Dauer ein „knackiger" komprimierter Schlaf angezielt werden. Um dieses Ziel zu erreichen, wird die Bettliegezeit mehrere Wochen und Monate auf sechs bis sieben Stunden eingeschränkt. Das heißt, Sie dürfen z.B. frühestens um 24:00 Uhr zu Bett gehen und müssen spätestens um 6:00 Uhr aufstehen – egal, ob Sie geschlafen haben oder nicht.

5.2 Wie wirkt die Schlafkompression?

Die Schlafkompression wirkt über drei Mechanismen: den Schlafdruck, die Regelmäßigkeit und den Eingriff in den Teufelskreislauf Schlafstörung.

5.2.1 Schlafdruck

Als Schlafdruck bezeichnet man die körperlich bedingte Schläfrigkeit. Er ist umso größer, je länger Sie wach waren. Sie können sich den Schlafdruck wie eine Regentonne vorstellen, in die im Laufe des Tages immer mehr Wasser hineinläuft. Am Boden dieser Regentonne befindet sich ein Ablaufhahn. Durch das Einschlafen und auch schon Eindösen wird dieser Hahn geöffnet: Das Wasser fließt aus der Regentonne heraus – der Schlafdruck wird geringer. Je voller die Regentonne ist, desto größer ist der Wasserdruck und desto mehr Wasser fließt gerade am Anfang hinaus. Ist die Regentonne hingegen nur zur Hälfte gefüllt, dann fließt weniger Wasser mit weniger Druck hinaus – der Schlaf ist weniger tief und schneller zu Ende. Dadurch, dass ein hoher Druck dazu führt, dass am Anfang sehr viel Wasser herausfließt, kann schon ein kurzer Schlaf am Tage den Schlafdruck so reduzieren, dass am Abend nicht mehr genügend Druck vorhanden ist, um ein schnelles Ein- und/oder Wiedereinschlafen nach nächtlichem Erwachen zu ermöglichen (siehe Abbildungen 2 und 3). Besonders tückisch sind in dieser Hinsicht die Phasen des abendlichen Dösens beim Fernsehen: Wenige Minuten reichen hier aus, um den Nachtschlaf zu beeinträchtigen.

Wie viel Schlaf braucht man, um den Schlafdruck abzubauen?

Wie das Bild der Regentonne zeigt, reduziert sich der Schlafdruck zu Beginn des Schlafes am schnellsten. Schon nach ein bis zwei Stunden hat er sich so verringert, dass man zwischendurch (auch als Mensch mit gesundem Schlaf) wieder kurz aufwacht (siehe Abbildung 2). Insgesamt nimmt man an, dass sich der Schlafdruck bei den meisten Menschen in vier bis fünf Stunden Schlaf weitgehend abgebaut hat. Es gibt aber auch extrem Kurzschlafende, bei denen sich der Schlafdruck innerhalb von zwei Stunden vollständig abbaut.

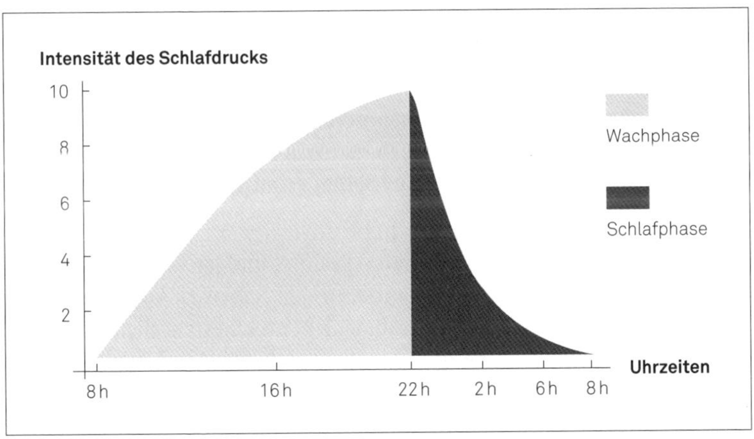

Abbildung 2: Im Laufe des Tages steigt der Schlafdruck allmählich an. Zu Beginn der Nacht fällt er dann sehr schnell ab – bereits nach dem ersten Drittel ist er um mehr als die Hälfte reduziert. Hier wird man häufig das erste Mal auch als gesund schlafender Mensch wach.

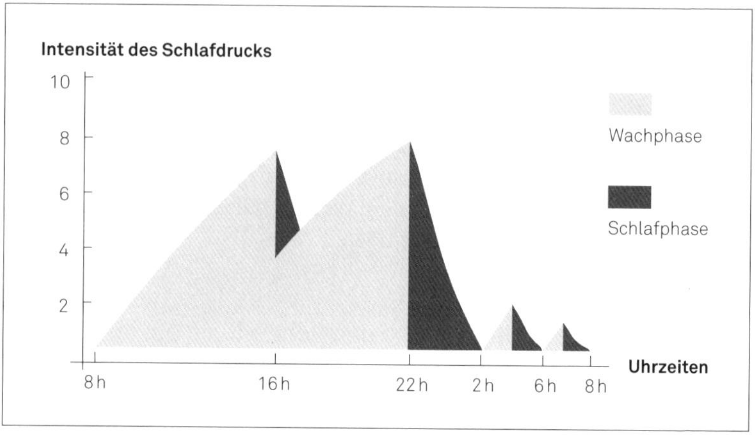

Abbildung 3: Ein Nickerchen am Tage kann zu einer unverhältnismäßig starken Reduzierung des Schlafdruckes führen. Ein- oder Durchschlafprobleme in der Nacht können die Folge sein.

Die Schnelligkeit, mit der sich der Schlafdruck reduziert, hängt auch von der Güte des Schlafes ab: Wenn der Schlaf sehr oberflächlich ist, wird der Schlafdruck langsamer abgebaut – es ist, als ob der Ablaufhahn nur ein wenig geöffnet wurde. Aus Untersuchungen weiß man, dass der Körper den Schlafdruck selbstständig in der Form reguliert, dass er den Schlaf intensiviert und z. B. die Schlaftiefe steigert. Aus diesem Grunde braucht man nach einer schlaflosen Nacht den verlorenen Schlaf nicht in seiner ganzen Länge nachzuholen. Entsprechend dem Prinzip „Weniger ist mehr" ist es also nicht so sehr die Schlafdauer, sondern die Schlafqualität, die darüber entscheidet, ob der Schlaf erholsam ist.

„Aber ...", werden Sie sagen, „ich habe doch schon erlebt, dass ich eine ganze Nacht überhaupt nicht schlafen konnte, und ich hatte trotzdem in der nächsten Nacht wieder Probleme, in den Schlaf zu kommen!" Das stimmt. Der Schlafdruck steigt nämlich nicht ins Unermessliche, sondern ist eine zunächst steil ansteigende und dann bereits in der zweiten Tageshälfte immer mehr abflachende Kurve. Wenn Sie also eine ganze Nacht nicht schlafen, ist am kommenden Abend Ihr Schlafdruck nur unwesentlich größer als am Abend zuvor. Dafür aber sind Sie nach der schlaflosen Nacht so gestresst und gereizt, dass Ihre Stresshormone ohne weiteres den hohen Schlafdruck aufwiegen können. Trotzdem werden auch Sie die Erfahrung gemacht haben, dass nach zwei bis drei schlechten Nächten wieder eine bessere Nacht kommt. Würde man Sie in dieser Erholungsnacht in ein Schlaflabor legen, könnte man beobachten, dass z.B. Ihr Tiefschlafanteil wesentlich höher ist als normal. Schlafdefizite regelt der Körper nämlich in erster Linie dadurch, dass er die Schlafstruktur und nicht etwa die Schlafdauer verändert. Diese Selbstregulationsfähigkeit, die bei jedem körperlich gesunden Menschen funktioniert, soll durch das Schlaftraining wieder gesteigert werden.

Der Weltrekord im Schlafentzug

... wird von dem Amerikaner Randy Gardner gehalten. Er schaffte es, elf Tage und Nächte wach zu bleiben, gab zum Schluss noch eine Pressekonferenz und legte sich dann schlafen. Wer glaubt, er hätte dann mehrere Tage am Stück tief geschlafen, irrt. Bereits nach 14 Stunden wachte er erholt wieder auf. Auch die zweite Erholungsnacht war mit zehn Stunden relativ kurz und bereits in der dritten Nacht war er bei seiner alten Schlafdauer von acht Stunden wieder angelangt. Rein mengenmäßig hatte er sein über 80 Stunden umfassendes Schlafdefizit also bei Weitem nicht wettgemacht. Der Körper schafft es trotzdem in solchen Erholungsnächten über eine Veränderung der Schlafqualität (viel Tiefschlaf, kaum Leichtschlaf) den verloren gegangenen Schlaf nachzuholen.

Nach dem derzeitigen Stand wissenschaftlicher Untersuchungen führt Schlafentzug beim Menschen zu keinen dauerhaften Schädigungen. Das größte Problem bei einem mehrtägigen Schlafentzug ist – ähnlich wie bei Schlafstörungen – das quälende Gefühl einer zunehmenden Müdigkeit und Schläfrigkeit. Alleine ist es auch so gut wie unmöglich, sich mehrere Nächte komplett wach zu halten. Bereits ab der zweiten durchwachten Nacht treten kurze Mikroschlafattacken auf, bei denen das Gehirn schlagartig in einen kurzen Tiefschlaf fällt.

Manchmal berichten Menschen mit Schlafstörungen, sie hätten schon mehrere Wochen überhaupt nicht geschlafen. Tatsächlich zeigen EEG-Messungen (siehe hierzu Kapitel 7.2) aber, dass sie durchaus mehrere Stunden pro Nacht schlafen. Es handelt sich um eine sogenannte Fehlwahrnehmung des eigenen Schlafzustandes: Leichtschlafphasen, in denen man durchaus noch denken und Geräusche wahrnehmen kann, und kurze Aufwachphasen im Tiefschlaf führen dazu, dass die ganze Nacht durchgängig als wacher Zustand oder bestenfalls als oberflächlicher, leichter Schlaf erlebt wird.

5.2.2 Regelmäßigkeit

Unsere Einschlaffähigkeit hängt nicht nur vom Schlafdruck ab, sondern auch von den biologischen Rhythmen unseres Körpers: Sie kennen vielleicht das Phänomen, dass beim Fiebermessen die Körpertemperatur am Morgen niedriger ist als am Abend. Dies hängt mit dem biologischen Rhythmus der Körpertemperatur zusammen, die – auch ohne äußere Einflüsse – im Laufe des 24-Stunden-Tages um etwa ein Grad schwankt: Am Nachmittag hat sie ihr Maximum, fällt dann am späten Abend allmählich ab und erreicht in den frühen Morgenstunden ihr Minimum. Solche biologischen Rhythmen – die Körpertemperatur ist nur einer von unzähligen Rhythmen – bestimmen auch, ob wir uns wach oder müde fühlen, leistungsfähig oder abgeschlafft sind.

Damit der Körper die verschiedenen Rhythmen zeitlich aufeinander abstimmen kann, ist es wichtig, dass wir ihn durch unser äußeres Verhalten nicht durcheinanderbringen. Jemand, der z. B. jeden Tag zu einer anderen Zeit seine Mahlzeiten zu sich nimmt, wird unter Umständen eines Tages Magenprobleme bekommen, weil sein Körper sich nicht auf die wechselnden Zeiten einstellen und von daher die Nahrung nicht effektiv verarbeiten kann. Ähnlich verhält es sich auch mit dem Schlaf und den festen Schlafenszeiten. Schon ein einmaliges Ausschlafen am Wochenende führt nicht nur dazu, dass der Schlafdruck für die kommende Nacht erheblich geringer ausfällt, sondern auch dazu, dass Sie quasi aus dem Rhythmus kommen. Sehr leicht können sich in den darauffolgenden Nächten dann Schlafprobleme ergeben. Bei der Schlafkompression wird nicht nur die Zeit festgelegt, wie lange Sie im Bett liegen dürfen, sondern auch, wann Sie zu Bett gehen und wann Sie aufstehen müssen. Durch die Verschreibung dieser festen Zeiten, die Sie konsequent auch am Wochenende und an freien Tagen einhalten sollen, schaffen Sie einen Rahmen, in dem Ihr Körper seine biologischen Rhythmen aufeinander abstimmen kann. Wissenschaftliche Untersuchungen zeigen, dass der Schlaf umso erholsamer erlebt wird, je regelmäßiger die Zubettgeh- und Aufstehzeiten sind.

5.2.3 Teufelskreislauf der Schlaflosigkeit

In Kapitel 3 wurde bereits ausführlich die Entstehung und Aufrechterhaltung chronischer Schlafstörungen erläutert. Wie Sie dabei festgestellt haben, sind die Ursachen, die ursprünglich zu der Schlafstörung geführt haben, in der Regel längst schon vergangen und spielen keine Rolle mehr. Dennoch ist die Schlafstörung geblieben oder vielleicht sogar schlimmer geworden.

Diese Verselbstständigung der Schlafstörung ist auf einen Teufelskreis der Schlaflosigkeit zurückzuführen, der ähnlich wie eine Angststörung funktioniert.

Teufelskreislauf Schlafstörung

- Je größer die Angst ist, keinen ausreichenden Schlaf zu bekommen, desto mehr Gedanken macht sich die betroffene Person zum Thema Schlaf. Sie fokussiert ihre Aufmerksamkeit zunehmend auf Schlaf und Schlafstörung.
- Je mehr Gedanken im Vorfeld des Zubettgehens sich mit der Sorge beschäftigen „Hoffentlich kann ich heute schlafen“, desto wahrscheinlicher sind Einschlafstörungen.
- Je mehr man also versucht, Schlafmangel zu vermeiden, desto eher führt dieses Vermeidungsverhalten dazu, dass der Schlaf nicht kommt.

Ähnlich ist das auch bei anderen Angststörungen: Je mehr z. B. jemand mit der Angst vor Fahrstühlen vermeidet, Fahrstuhl zu fahren und stattdessen Treppe läuft, desto größer wird auf Dauer die Angst.

Mit der Schlafkompression beschreiten Sie einen Weg, bei dem Sie aktiv Ihr bisheriges Vermeidungsverhalten unterbinden. Statt für möglichst viel Schlaf Sorge zu tragen, tun Sie genau das Gegenteil und nehmen sogar weniger Schlaf in Kauf. Statt abends um 23 Uhr ins Bett zu gehen mit dem Gedanken: „Jetzt muss ich aber, damit ich mindestens meine acht Stunden Ruhezeit habe“, dürfen Sie sich während der Schlafkompression teilweise frühestens erst um 24 Uhr oder später hinlegen. Schon allein dieser Wechsel vom „Ich muss jetzt schlafen gehen“ hin zum „Ich darf mich jetzt endlich hinlegen“ ist von wichtiger Bedeutung.

Ein zweiter Aspekt kommt hinzu: Sie werden bei der Vorstellung der Schlafkompression sicherlich schon den Gedanken gehabt haben: „Wenn ich dann nur sechs Stunden habe und dann z. B. nicht schnell einschlafen kann, wie soll ich dann den nächsten Tag überstehen?“ Bisher haben

Sie aus Angst vor diesen Konsequenzen versucht, für eine ausreichende Schlafdauer zu sorgen, indem Sie u. a. rechtzeitig ins Bett gegangen sind. Im Verlauf der Schlafkompression werden Sie feststellen, dass Ihre Angst nur bedingt zutrifft. Auch mit noch weniger Schlaf als bisher überstehen Sie den Alltag.

Neben der Angst tragen insbesondere die langen quälenden Wachzeiten in der Nacht zur Verselbstständigung der Schlafstörung bei: Während für jemanden mit gesundem Schlaf das Schlafzimmer und Bett ein angenehmer Ort der Erholung sind, wird für viele schlafgestörte Menschen das Schlafzimmer zu einem Ort des Schreckens. Statt mit angenehmem Schlaf ist das Bett mit unangenehmem Wachliegen, Grübeln, sich Sorgen machen usw. verbunden (siehe Abbildung 4). Es sind diese sich im Laufe langer Jahre allmählich einstellenden unmerklichen Assoziationen, die mit dazu beitragen, dass auch Ihr Körper schon mit einer entsprechenden Anspannung und Erregung reagiert, wenn Sie z. B. tagsüber an die kommende Nacht denken oder sich am Abend zu Bett begeben. Tatsächlich lässt sich im Schlaflabor beobachten, dass schlafgestörte

	Gedanke/ Wahrnehmung	+	Erfahrung	=	Körperliche Reaktion
Mensch mit gesundem Schlaf:	Bett	+	Schlafen, Träumen, Erholung	=	Entspannung
Mensch mit gestörtem Schlaf:	Bett	+	Wachsein, Grübeln, Ärger	=	Anspannung

Abbildung 4: Der Lernprozess, wie er bei einem Menschen mit gesundem und einem Menschen mit gestörtem Schlaf jede Nacht aufs Neue abläuft. Durch das Schlaftraining soll Schlafen neu gelernt werden. Die langen Wachliegezeiten werden durch das kurze Schlaffenster unterbunden. Gleichzeitig ermöglicht der zunehmende Schlafdruck, dass Sie immer häufiger die Erfahrung machen, schnell ein- und gut durchzuschlafen – mit der Zeit lernt man, abends wieder entspannt zu Bett zu gehen.

Menschen häufig bereits auf den Anblick des Bettes am Abend mit einem Blutdruckanstieg reagieren. Bei Schlafgesunden hingegen löst der Anblick des Bettes bereits einen leichten Blutdruckabfall aus – bei ihnen wird der Körper schon im Vorfeld auf Schlafen eingestimmt.

Wissenschaftliche Studien zeigen, dass Angst und körperlicher Stress umso größer sind, je weniger der Betroffene in der Lage ist, eine Situation zu kontrollieren. Das trifft auch auf Schlafstörungen zu. Wird die Schlafkompression konsequent angewendet, werden Sie die Erfahrung machen, dass Ihr Schlaf mit dieser relativ einfachen Technik im Laufe von Wochen und Monaten zunehmend wieder vorhersagbarer und zuverlässiger wird. Damit reduziert sich dann allmählich auch das Ausmaß der Angst und Beunruhigung, das Sie bislang nicht schlafen ließ.

Ihre Bereitschaft zur Teilnahme an diesem Training ist dabei der erste Schritt, mit dem Sie selber gegen Ihren persönlichen Teufelskreis angehen: Anstelle der bisherigen Einstellung „Ich muss genügend Schlaf bekommen" und den damit einhergehenden langen Wachzeiten, haben Sie sich entschlossen, in den kommenden Wochen nach der Regel „Weniger ist mehr" zu leben. Sie werden feststellen, dass Sie gerade zu Beginn immer wieder in Gedanken zu Ihrer alten Einstellung zurückkehren werden, z. B.: „Jetzt darf ich schon nur so kurze Zeit im Bett verbringen und kann trotzdem nicht schlafen" oder „Jetzt am Wochenende könnte ich eigentlich länger liegen bleiben und vielleicht noch etwas Schlaf bekommen ...". Je konsequenter Sie sich dann trotzdem an Ihr Schlaffenster halten, desto eher wird es Ihnen gelingen, den alten Teufelskreislauf zu verlassen.

5.3 Für wen ist das Schlaftraining geeignet und welche Nebenwirkungen können auftreten?

Die Schlafkompression ist ein hoch wirksames Therapieverfahren. Wie alle wirksamen Methoden hat aber auch diese Technik nicht nur erwünschte Wirkungen, sondern auch Nebenwirkungen, die man kennen sollte, bevor man damit beginnt. Und es ist eine Technik, die nicht für jeden geeignet ist. Lesen Sie daher den folgenden Abschnitt besonders sorgfältig durch.

Für wen ist die Schlafkompression geeignet?

Die Schlafkompressionstherapie ist geeignet zur Behandlung chronischer primärer Schlafstörungen (der sogenannten Primären Insomnie). Ob Sie selber unter einer primären Insomnie oder unter einer anderen Schlafstörung leiden, können Sie mithilfe des Fragebogens in Kapitel 2 versuchen, abzuklären. Allerdings kann ein solcher Fragebogen natürlich nicht eine ärztliche Diagnose ersetzen. Sie sollten daher auf jeden Fall ärztlich abklären lassen, ob diese Therapie für Sie die richtige ist.

Bei vielen Menschen, die unter chronischen Schlafstörungen leiden, finden sich zusätzliche Erkrankungen, die mit zu der Schlafstörung beitragen – diese aber nicht ausschließlich verursachen. Beispiele dafür sind Schlafstörungen, bei denen zusätzlich ein organischer Faktor (z. B. chronische Schmerzen, Restless-Legs-Syndrom und anderes) oder eine psychische Erkrankung (z. B. Depressionen, Ängste) den Schlaf beeinträchtigen. Auch bei solchen Schlafstörungen kann die Schlafkompressionstherapie helfen, den Schlaf zu verbessern. In diesem Fall muss aber unbedingt die behandelnde Person mit in die Entscheidung einbezogen werden, ob die Schlafkompressionstherapie angewendet werden darf.

Für wen ist die Schlafkompression nicht geeignet?

Für Menschen, die unter einer der folgenden Krankheiten leiden, ist die Schlafkompressionstherapie nicht geeignet bzw. kann zu einer Verschlechterung der Grunderkrankung führen: (a) Epilepsien, (b) schlafbezogene Atmungsstörungen (z. B. das Schlaf-Apnoe-Syndrom bzw. sogenanntes krankhaftes Schnarchen), (c) Tiefschlafparasomnien (z. B. Schlafwandeln), (d) nächtliche Panikattacken, (e) schwere psychiatrische Störungen wie Manie, bipolare affektive Störungen, Psychosen, schwer ausgeprägte endogene Depressionen, (d) schwer ausgeprägte Herz-Kreislauf-Erkrankungen, instabiler Bluthochdruck. Selbstverständlich darf die Schlafkompressionstherapie während akuter Erkrankungen (fieberhafte

Infekte usw.) ebenfalls nicht durchgeführt bzw. fortgesetzt werden. Falls Sie also während des Schlaftrainings erkranken, sollten Sie das Schlaftraining aussetzen und erst dann wieder beginnen, wenn Sie vollständig genesen sind.

Die Schlafkompressionstherapie wurde für Erwachsene entwickelt. Für Kinder und Jugendliche unter 16 Jahren liegen keine Erfahrungen vor. Da in dieser Altersgruppe das Schlafbedürfnis wesentlich höher ist, sollte die Schlafkompressionstherapie bei Kindern und Jugendlichen nicht angewendet werden.

Wenn Sie unter einer erhöhten Tagesschläfrigkeit leiden, ist in der Regel das Schlaftraining ebenfalls nicht geeignet. Ob dies auf Sie zutrifft, können Sie herausfinden, indem Sie den auf der folgenden Seite befindlichen Fragebogen ausfüllen.

Wenn Sie eine Summe von mehr als 10 Punkten haben, sollten Sie besser nicht an dem Schlaftraining teilnehmen. In diesem Fall sollte zunächst die Ursache der erhöhten Tagesschläfrigkeit schlafmedizinisch abgeklärt werden.

Eine Schlafkompressionstherapie sollte nicht während einer Schwangerschaft durchgeführt werden.

Bei Personen, die im Berufskraftverkehr oder in sicherheitsrelevanten Bereichen arbeiten, ist eine Schlafkompressionstherapie wegen der erhöhten Unfallgefährdung in der Regel kontraindiziert. Menschen, die im Schichtdienst arbeiten, insbesondere mit Nachtschichten, sind wegen des beruflich vorgegebenen wechselnden Rhythmus nicht in der Lage, das Schlaftraining in der hier beschriebenen Form durchzuführen. Wie Sie trotz Schichtarbeit versuchen können, Schlafstörungen vorzubeugen, ist in Kapitel 12.5.1 beschrieben.

Welche Nebenwirkungen können auftreten?

Durch die Schlafkompressionstherapie kann ein Schlafmangelsyndrom verstärkt auftreten. Vermutlich werden Sie mit den meisten Symptomen, die ein Schlafmangelsyndrom mit sich bringt, schon bestens vertraut sein.

Fragebogen zur Tagesschläfrigkeit*

Die folgende Frage bezieht sich auf Ihr normales Alltagsleben in der letzten Zeit:

Für wie wahrscheinlich halten Sie es, dass Sie in einer der folgenden Situationen einnicken oder einschlafen würden, sich also nicht nur müde fühlen?

Auch, wenn Sie in der letzten Zeit einige dieser Situationen nicht erlebt haben, versuchen Sie sich trotzdem vorzustellen, wie sich diese Situationen auf Sie ausgewirkt hätten.

Benutzen Sie bitte die folgende Skala, um für jede Situation eine möglichst genaue Einschätzung vorzunehmen und kreuzen Sie die entsprechende Zahl an:

0 = würde *niemals* einnicken; 1 = *geringe* Wahrscheinlichkeit einzunicken; 2 = *mittlere* Wahrscheinlichkeit einzunicken; 3 = *hohe* Wahrscheinlichkeit einzunicken

Situation	**Wahrscheinlichkeit einzunicken**			
Im Sitzen lesend	⓪	①	②	③
Beim Fernsehen	⓪	①	②	③
Wenn Sie passiv (zuhörend) in der Öffentlichkeit sitzen (z. B. im Theater oder bei einem Vortrag)	⓪	①	②	③
Als Beifahrer:in im Auto während einer einstündigen Fahrt ohne Pause	⓪	①	②	③
Wenn Sie sich am Nachmittag hingelegt haben, um auszuruhen	⓪	①	②	③
Wenn Sie sitzen und sich mit jemandem unterhalten	⓪	①	②	③
Wenn Sie nach dem Mittagessen (ohne Alkohol) ruhig dasitzen	⓪	①	②	③
Wenn Sie als Fahrer:in eines Autos verkehrsbedingt einige Minuten halten müssen	⓪	①	②	③
Summe				

* deutsche Version der Epworth Sleepiness Scale von © Johns (1991), dt. Version von Müller et al. (2000)

Es sind dies besonders folgende Einschränkungen: (a) ausgeprägte Tagesschläfrigkeit (Unfallgefahr!), (b) verstärkte Kopfschmerzneigung, (c) Frieren, (d) Hunger, (e) Blutdruck- und Herzfrequenzanstieg, (f) Übelkeit, (g) erhöhte Reizbarkeit, geringere emotionale Stabilität, Depressionen, Euphorie.

In der Regel übersteigen diese Symptome (mit Ausnahme der Tagesschläfrigkeit) in ihrer Intensität nicht das Ausmaß dessen, was Sie bislang als Folge Ihrer Schlafstörung ohnehin schon kennengelernt haben. Die Häufigkeit kann allerdings zunehmen. Bei den meisten Betroffenen entwickelt sich aus der schon bekannten Tagesmüdigkeit im Laufe der Schlafkompressionstherapie außerdem eine zunehmende Tagesschläfrigkeit, d.h., man fühlt sich nicht nur müde, sondern neigt zunehmend dazu, tatsächlich einzunicken. Daher ist von einer erhöhten Unfallgefährdung (Verkehr, Arbeitsplatz) in der ersten Zeit auszugehen. Unsere therapeutischen Erfahrungen zeigen jedoch, dass bei einem erstaunlich hohen Anteil der Patient:innen die beschriebenen Nebenwirkungen nicht oder nur abgeschwächt auftreten.

Mit welchen Erfolgen kann man rechnen?

Wissenschaftliche Studien zeigen, dass man durch die Schlafkompression innerhalb von wenigen Wochen die Schlafkontinuität verbessern kann. Dies bedeutet, dass Sie am Ende des Trainings schneller einschlafen und nachts deutlich weniger lang wachliegen werden. Sie werden feststellen, dass Ihr Schlaf wieder berechenbarer geworden ist, und dass Sie selber, wenn Sie die Regeln der Schlafkompression auch weiterhin für sich befolgen, eine sehr effektive Möglichkeit besitzen, aus dem Teufelskreislauf Schlafstörung dauerhaft auszusteigen.

Weitere Fragen zur konkreten Anwendung der Schlafkompression und zum Umgang mit Medikamenten während einer Schlafkompression werden im folgenden Kapitel beantwortet.

6 Der Ablauf des Schlaftrainings

6.1 In den Startlöchern – konkrete Vorbereitungen für das Schlaftraining

Wenn Sie sich endgültig dafür entschieden haben, an dem Schlaftraining teilzunehmen, können Sie mit den konkreten Vorbereitungen beginnen.

Zu den Vorbereitungen gehören:
1. Festlegung des Schlaffensters,
2. den Zeitpunkt festlegen, wann Sie mit dem Schlaftraining beginnen wollen,
3. Planung von Aktivitäten für die zusätzliche Zeit,
4. Krisenmanagement: Umgang mit Müdigkeitslöchern und Motivationskrisen,
5. Einbeziehung der Partnerin bzw. des Partners und/oder anderer sozialer Kontakte,
6. ggf. Planung zum Umgang mit Medikamenten,
7. Berechnung der Schlafeffizienz.

Halten Sie Ihre Überlegungen und Planungen am besten schriftlich fest. Das erleichtert es Ihnen, diese später auch wirklich umzusetzen.

Festlegung des Schlaffensters

Was ist ein Schlaffenster? Damit wird die Zeit bezeichnet, die Sie im Bett verbringen dürfen. Es handelt sich dabei nicht nur um eine Festlegung der Dauer Ihrer Bettliegezeit, sondern auch der jeweiligen Zubettgeh- und Aufstehzeiten.

Beispiel für ein Schlaffenster

Sie legen Ihr Schlaffenster zunächst zwischen 24:00 und 6:00 Uhr fest. Dies bedeutet, dass Sie frühestens um 24:00 Uhr zu Bett gehen dürfen und spätestens um 6:00 Uhr aufstehen müssen. In der übrigen Zeit, d. h. von 6 Uhr morgens bis 24 Uhr nachts, sollten Sie sich nach Möglichkeit nicht ins Bett legen und auch keinen Mittagsschlaf oder etwas Ähnliches machen. Diese Festlegung des Schlaffensters ist unabhängig davon, ob Sie in der Zeit zwischen 24 und 6 Uhr schlafen, wachen, oder sogar aufstehen.

Da sich Ihre Schlafstörung nicht von heute auf morgen bessert, wird sich gerade in der Anfangsphase Ihre Müdigkeit und Zerschlagenheit am Tage steigern. Diese Zunahme des Schlafdrucks ist aber beabsichtigt und wird dazu führen, dass Ihre Ein- und Durchschlaffähigkeit auf Dauer wieder zunimmt. Es ist daher besonders wichtig, dass Sie gerade in den ersten Wochen nicht von Ihrem Schlaffenster abweichen, indem Sie sich z.B. tagsüber hinlegen, früher zu Bett gehen oder am Morgen länger liegen bleiben. Besonders wichtig ist auch, dass Sie jede Form von kurzem Eindösen, z.B. beim Fernsehen, vermeiden. Diese kurzen Dösphasen werden häufig bagatellisiert nach dem Motto: „Ich schlafe da nicht richtig, sondern bekomme noch alles mit.“ Tatsächlich reichen wenige Minuten dieses scheinbaren Dösens aus, um den Schlafdruck so weit zu verringern, dass Ein- und Durchschlafstörungen die Folge sind.

Eine häufige Frage von Betroffenen an dieser Stelle ist die, dass sie den Sinn der Schlafkompression bezweifeln, da sie ja ohnehin nur fünf Stunden Schlaf oder weniger pro Nacht bekämen. Aus der subjektiven Sicht der Betroffenen stimmt dies. Objektiv zeigt sich aber regelmäßig bei Schlafuntersuchungen, dass diese Personen auch in den Phasen, in denen sie sich als wach erlebt haben, immer wieder kurze oder längere Schlafphasen hatten. Tatsächlich werden Sie noch selber feststellen, dass die Einschränkung der Bettliegezeit sich spürbar in einem zunehmenden Schlafdruck äußert. Leider werden Sie dies in den ersten Wochen vorrangig unangenehm tagsüber erleben, bevor der zunehmende Schlafdruck sich auch positiv auf die Nacht auswirkt.

Wie legen Sie Ihr erstes Schlaffenster für sich fest?

Für Ihr Schlaffenster müssen Sie als Erstes die Dauer und als Zweites die konkreten Uhrzeiten festlegen.

Für die Festlegung der Dauer des ersten Schlaffensters empfehlen wir in der Regel eine Liegezeit von sechs Stunden. Bei der mit der Schlafkompressionstherapie verwandten Schlafrestriktionstherapie geht man sogar soweit, in den ersten Wochen nur fünf Stunden Liegezeit zu „verschreiben“. Da es hierbei aber zu ausgeprägten Nebenwirkungen am Tage kommt, sollte ein solches Vorgehen nur unter regelmäßiger therapeutischer Kontrolle erfolgen. Die Empfehlung eines sechsstündigen Schlaffensters basiert auf unserer Erfahrung, dass Sie damit ein Maximum an raschem Wirkungseintritt bei einem vertretbaren Ausmaß an Nebenwirkungen erzielen. Individuell kann jedoch auch ein etwas großzügigeres Schlaffenster von sechseinhalb bis sieben Stunden gewählt werden. Die Entscheidung darüber hängt letztendlich von individuellen Faktoren ab (z.B. wird man bei jemandem, der früher, in Zeiten ohne Schlafstörung, immer lange geschlafen hat, das Schlaffenster eher großzügig gestalten). Generell gilt: Je knapper Ihr Schlaffenster ist, desto schneller werden Sie Erfolge feststellen. Bei einer Liegezeit von sechs Stunden zeigen sich bei den meisten Menschen spätestens nach vier bis acht Wochen spürbare Verbesserungen der Ein- und Durchschlaffähigkeit. Bei einer Liegezeit von sieben Stunden kann es hingegen auch schon länger dauern, bis der Schlaf sich stabil bessert. Die Dauer Ihres Schlaffensters sollte sieben Stunden nicht überschreiten!

Bei der Festlegung der Zubettgeh- und Aufstehzeit können Sie sich überwiegend nach Ihren eigenen Vorlieben und Alltagsbedürfnissen richten. Wenn Sie z.B. ein ausgeprägter Morgenmensch sind, fällt es Ihnen wahrscheinlich leichter, am Morgen früher aufzustehen als abends länger aufzubleiben. Umgekehrtes gilt entsprechend, wenn Sie ein typischer Abendmensch sind. Wichtig ist vor allem, dass Sie das einmal festgelegte Schlaffenster in den ersten Wochen kontinuierlich einhalten. Nur so kann sich Ihr Körper auf die neuen Zeiten allmählich einstellen.

Wie und wann wird das erste Schlaffenster verändert?

Die Ausweitung und Veränderung des ersten Schlaffensters richtet sich nach der Zunahme der sogenannten „Schlafeffizienz“ und sollte frühestens nach zwei bis vier Wochen erfolgen. Unter Schlafeffizienz versteht man das Verhältnis der tatsächlich geschlafenen Zeit zu der insgesamt im Bett verbrachten Zeit. Eine Schlafeffizienz von 50 % würde also bedeuten, dass Sie z.B. sechs Stunden im Bett gelegen, davon aber insgesamt nur drei Stunden geschlafen haben. Auch ein Mensch mit gesundem Schlaf hat keine 100-prozentige Schlafeffizienz: Je nach Alter liegt die Schlafeffizienz einer solchen Person zwischen 85 und 95 %. Im Anschluss an dieses Kapitel erhalten Sie eine Anleitung, wie Sie auf der Grundlage Ihrer bisherigen Schlafprotokolle Ihre eigene Schlafeffizienz ermitteln können. Neben den Schlafprotokollen, die Sie im Laufe des Schlaftrainings regelmäßig führen sollen, wird die wöchentliche Berechnung der Schlafeffizienz Sie in den nächsten Wochen begleiten.

Erreicht Ihre Schlafeffizienz gesunde Werte, dürfen Sie nach und nach Ihr Schlaffenster um jeweils 15 Minuten pro Woche ausweiten. Wir empfehlen allerdings, damit wirklich so lange zu warten, bis Ihr Nachtschlaf sich ausreichend stabilisiert hat. Realistischerweise müssen Sie davon ausgehen, dass Sie Ihr erstes Schlaffenster noch mehrere Wochen beibehalten müssen, bevor sich einerseits Ihr Körper an die veränderten Schlafzeiten gewöhnt hat und andererseits der Schlafdruck genügend angestiegen ist, um das Ein- und Durchschlafen zu verbessern.

Fragen und Antworten zum Schlaffenster

Frage: Darf ich mein Schlaffenster verschieben?
Antwort: Nach Möglichkeit sollten Sie Ihr Schlaffenster von vornherein so festlegen, dass Sie es in den nächsten Wochen nicht verschieben müssen. Wenn Sie allerdings nach der ersten Woche feststellen, dass das von Ihnen gewählte Schlaffenster überhaupt nicht Ihrem Rhythmus entspricht, können Sie es noch einmal verschieben.

Frage: Was tue ich, wenn ich auf eine Party gehen will, aber mein Schlaffenster mir ein Zubettgehen um 24 Uhr vorschreibt. Muss ich mich dann um 23 Uhr verabschieden oder darf ich später ins Bett gehen und später aufstehen?
Antwort: Da soziale Aktivitäten wie der Besuch einer Feier sehr wichtig für die Lebensqualität sind, sollten Sie diesen Aktivitäten unbedingt nachgehen. Wenn Sie dadurch später ins Bett kommen als von Ihrem Schlaffenster her vorgesehen, wäre es am besten, wenn Sie trotzdem morgens zu der normalen Zeit aufstehen (d. h. Ihre Liegezeit wäre in dieser Nacht einmalig noch kürzer). Wenn Ihnen das unzumutbar erscheint, können Sie ggf. versuchen, die Aufstehzeit um maximal eine bis anderthalb Stunden zu verschieben. Das entspricht in etwa dem Bereich, in dem sich die biologische Rhythmik einer Verschiebung noch anpassen kann. Nach Möglichkeit sollten solche Unregelmäßigkeiten aber in der Anfangszeit des Schlaftrainings vermieden werden.

Frage: Ich werde immer bereits um 22 Uhr todmüde. Ist es nicht ein Fehler, wenn ich dann erst um 24 Uhr zu Bett gehe – dann bin ich nämlich „über den Punkt“ und kann erst recht nicht einschlafen!
Antwort: In der Anfangsphase des Schlaftrainings kann es durchaus sein, dass Ihr Körper sich erst an die neuen Zeiten gewöhnen muss und Sie unter verstärkten Einschlafproblemen leiden. Durch den zunehmenden Schlafdruck und die konsequente Regelmäßigkeit sollte sich dies aber innerhalb von ein bis zwei Wochen geben.

Frage: Muss ich auch am Wochenende zur gleichen Zeit aufstehen?
Antwort: Ja, das ist unbedingt erforderlich, da die Aufstehzeit wie ein Anker für die Schlaf-Wach-Rhythmik ist. Die Schlafkompression wirkt nur dann, wenn Sie die Methode konsequent einhalten. Würden Sie bereits in den ersten Wochen zu viele Ausnahmen zulassen, werden Sie wahrscheinlich nach ersten Erfolgen sehr schnell wieder Rückschläge haben. Erst im weiteren Verlauf, wenn sich Ihr Schlaf zunehmend stabilisiert, dürfen Sie damit experimentieren, was passiert, wenn Sie von dem starren Schlaffenster gelegentlich abweichen.

Legen Sie einen Termin fest, wann Sie mit dem Schlaftraining beginnen wollen

Die Frage, ab wann Sie mit dem Schlaftraining starten, sollten Sie nicht voreilig entscheiden. Bedenken Sie bei der Planung, dass Sie die nächsten drei Monate nicht nur einem sehr festen Alltagsrhythmus folgen sollen, sondern dass Sie gerade in der Anfangszeit auch tagsüber zusätzlich beeinträchtigt sind. Wenn in dieser Zeit zusätzliche Belastungen anstehen (z. B. eine Prüfung, ein Umzug oder Ähnliches), sollten Sie ggf. mit dem Beginn des Schlaftrainings noch etwas warten. Ungünstig ist es auch, wenn Sie in den ersten Wochen einen Urlaub oder eine Reise geplant haben, die Sie aus dem Rhythmus bringt.

Generell gilt außerdem, dass es leichter fällt, das Schlaftraining in der hellen Jahreszeit durchzuführen. Eine Durchführung im Winter ist zwar möglich, geht aber wegen der langen Dunkelheitsphase mit größeren Schwierigkeiten beim morgendlichen Aufstehen und dem abendlichen Wachbleiben einher.

Frage und Antwort zum Beginn des Schlaftrainings

Frage: Sollte man sich nicht gerade in der Anfangsphase von vornherein Urlaub nehmen?
Antwort: Nein, dieser Gedanke dürfte Ihrem Teufelskreis bzw. Ihrer Befürchtung entsprungen sein, dass Sie mit weniger Schlaf Ihren normalen Alltag nicht bewältigen können. Bestandteil des Schlaftrainings ist es aber gerade, dass Sie dieser Angst keine große Bedeutung einräumen sollen. Nach unserer Erfahrung sind auch anspruchsvolle berufliche Tätigkeiten trotz Schlaftraining zu bewältigen (mit Ausnahme der o.g. Personen, bei denen eine Unfallgefährdung nicht vertretbar ist). Letztendlich werden Sie die Erfahrung machen, dass eine berufliche Tätigkeit Ihnen sogar die Einhaltung des Schlaftrainings erleichtert: Es ist viel schwerer, die aufkommende Müdigkeit am Tage zu überstehen, wenn man keine Ablenkung hat.

Planung von zusätzlichen Aktivitäten

Wenn Sie an dem Schlaftraining teilnehmen und Ihre bisherige Liegezeit z.B. von acht auf sechs Stunden verkürzen, bedeutet dies automatisch, dass Sie mehr Wachzeit zur Verfügung haben. Bei zusätzlichen zwei Stunden pro Tag haben Sie auf ein ganzes Jahr hochgerechnet theoretisch einen ganzen Monat zusätzlich Zeit. Zeit, die geplant sein will. Was auf den ersten Blick sehr positiv wirkt, entpuppt sich für viele nämlich als ein zusätzliches Problem. Gerade in der Anfangszeit des Schlaftrainings fällt es wegen der zunehmenden Müdigkeit schwer, die zusätzlichen Stunden am Morgen und am Abend sinnvoll zu verbringen. Bevor Sie starten, sollten Sie deswegen bewusst ein Brainstorming machen, was Sie in diesen Stunden machen könnten. Hierfür können Sie die folgende Vorlage benutzen.

Aktivitäten für die gewonnene Zeit

Eine weitere Folge der Schlafrestriktion besteht darin, dass Sie am Abend und/oder am frühen Morgen zusätzliche Zeit für sich zur Verfügung haben, die Sie füllen müssen. Nicht immer fällt es leicht, mit einer solchen zusätzlichen freien Zeit etwas anzufangen – vor allem, wenn man sich zudem müde und zerschlagen fühlt. Es ist daher besonders wichtig, dass Sie sich bereits am ersten Tag der Schlafrestriktion Gedanken machen, was Sie in dieser Zeit am besten mit sich anfangen.

Notieren Sie sich, welche Möglichkeiten/Aktivitäten es für Sie gibt, um mit diesen Zeiten etwas für sich anzufangen.

Bügeln, Kino, Aufräumen, Spazieren gehen

Krisenmanagement: Umgang mit Müdigkeitslöchern und Motivationskrisen

Langjährige Alltagsgewohnheiten konsequent zu ändern fällt bekanntlich schwer. Umso mehr, wenn einen zwischenzeitlich lähmende Müdigkeit überkommt. Auch hier sollten Sie sich bewusst überlegen, wie Sie mit solchen Müdigkeitslöchern am besten umgehen. Wenn Sie unvorbereitet z. B. das Mittagstief nach einer schlechten Nacht erwischt und Sie dann nur passiv dasitzen und denken: „Wie soll ich nur den Rest des Tages überstehen?“, wird es Ihnen sicherlich schwerfallen, an diesem Tag tatsächlich bis zu dem festgelegten Zeitpunkt aufzubleiben. Sammeln Sie daher schon im Vorfeld Tricks und Kniffe, wie Sie der Müdigkeit trotzen können. Eine Vorlage und ein Beispiel hierfür finden Sie im nebenstehenden Kasten.

Einbeziehung der Partnerin bzw. des Partners und/oder anderer sozialer Kontakte

Von den veränderten Zubettgeh- und Aufstehzeiten wird zwangsläufig auch Ihr:e Partner:in betroffen sein. Es ist sinnvoll, dass Sie mit ihr bzw. ihm vorher besprechen, was Sie planen und ihn oder sie bitten, Sie bei Ihrem Vorhaben zu unterstützen. Bereiten Sie die andere Person auch darauf vor, dass Sie möglicherweise in der nächsten Zeit etwas labiler, angestrengter und reizbarer als sonst üblich sein werden. Wenn Sie ein gemeinsames Schlafzimmer haben und Ihre Zubettgeh- und Aufstehzeiten sehr voneinander abweichen, ist es ggf. sinnvoll, für die Zeit des Schlaftrainings die Schlafräume zu trennen.

Medikamente während des Schlaftrainings

Wenn Sie zur Behandlung Ihrer Schlafstörung bereits Medikamente bekommen, ist es keinesfalls notwendig, diese vor Beginn des Schlaftrainings abzusetzen. Generell sollten Sie Veränderungen in Ihrer Medikation immer mit der behandelnden Ärztin bzw. dem behandelnden Arzt absprechen. Die gleichzeitige Einnahme von Medikamenten während des Schlaftrainings macht es erforderlich, dass Sie Ihr Schlaffenster der Wirkdauer des Medikamentes anpassen. Bei moderneren Schlafmitteln (Inhaltsstoffe: Zopiclon, Zolpidem oder Eszopiclon) ist aufgrund der relativ kurzen Wirkdauer in der Regel ein Schlaffenster von sechs Stunden vertretbar. Bei einer Behandlung mit Antidepressiva (Inhaltsstoffe: Mirtazapin, Doxepin, Trimipramin und Amitriptylin), die eine längere Wirkdauer haben, ist hingegen ein längeres Schlaffenster von sechseinhalb bis sieben Stunden erforderlich, da man sonst morgens noch zu sehr unter der Wirkung des Medikamentes steht. Wenn es auf Dauer Ihr Ziel sein sollte, die bisherige Medikation auszuschleichen, können Sie das Schlaftraining als Technik nutzen, um dieses Ausschleichen zu unterstützen. In diesem Fall verfahren Sie so, dass Sie das Schlaftraining mit der bisherigen Dosis beginnen. Wenn Sie dann im Laufe des Schlaftrainings eine Schlafeffizienz von 85 % erreichen, verlängern Sie noch nicht Ihr Schlaffenster, sondern reduzieren Sie stattdessen die Dosis des Medikamentes. Ausmaß und Geschwindigkeit der Dosisreduzierung müssen mit Ihrer behandelnden Ärztin bzw. Ihrem behandelnden Arzt abgesprochen werden.

Strategien, um Müdigkeit zu bekämpfen

Sie haben während der Einführung zum Thema Schlafkompression gehört, dass sich aufgrund der Schlafverkürzung z.T. erhebliche Schwierigkeiten am Tage einstellen können (Müdigkeit, Schläfrigkeit, Erschöpfung, Zerschlagenheit).

Es ist für Sie daher sehr wichtig, nach Strategien zu suchen, die Ihnen helfen können, solche „Krisen“ zu überwinden. Es gibt hierfür keine allgemeingültigen Tipps, sondern jeder Mensch ist der beste Experte für sich selbst. Beobachten Sie Ihre Befindlichkeit in den nächsten Tagen und beachten Sie dabei folgende Punkte:

1. In welchen Situationen oder zu welchen Tageszeiten war die Beeinträchtigung am schlimmsten?
2. Was habe ich gemacht, um die kritische Zeit besser zu überwinden?
3. Notieren Sie sich Ihre Beobachtungen!

Situation/Tageszeit	Strategie
Di, 23:30 Uhr, langweiliger Krimi im Fernsehen	Draußen bei Regen halbe Stunde spazieren gegangen.

Berechnung der Schlafeffizienz

Als letzten Schritt der Vorbereitung auf das Schlaftraining sollten Sie anhand Ihrer schon geführten Schlafprotokolle Ihre bisherige Schlafeffizienz berechnen. Die Schlafeffizienz ist eine in der Schlafmedizin wichtige Messgröße, um die Ein- und Durchschlaffähigkeit von Menschen zu beurteilen. Im Verlauf des Schlaftrainings sollen Sie selber regelmäßig einmal pro Woche Ihre Schlafeffizienz berechnen, um den Therapieverlauf für sich zu dokumentieren. Den Berechnungsbogen für die Schlafeffizienz finden Sie im Anhang am Ende des Buches auf Seite 192. Bitte übertragen Sie im Anschluss an die Berechnung Ihre Ergebnisse in den Verlaufsprotokollbogen, den Sie ebenfalls im Anhang auf Seite 193 finden.

6.2 Die erste Woche des Schlaftrainings

Der Start in das Schlaftraining gelingt am besten, wenn Sie sorgfältig die Morgen- und die Abendstunden geplant haben.

Das Aufstehen am Morgen

Auch wenn Sie bislang vielleicht morgens vor der eigentlichen Aufstehzeit wach wurden: Ab jetzt sollten Sie sich einen Wecker stellen, um die Einhaltung Ihrer Aufstehzeit zu gewährleisten. Besonders an freien Tagen fällt es natürlich schwer, der Versuchung zu widerstehen, noch etwas im Bett liegen zu bleiben. Gewöhnen Sie sich gar nicht erst an, den Wecker auf ein wiederholtes Wecksignal einzustellen oder mehrere Wecker zu benutzen. Solche wiederholten Wecksignale führen nur dazu, dass die Bedeutsamkeit des einzelnen Signals abgeschwächt wird und es Ihnen mittelfristig noch schwerer fällt, auf das Wecksignal hin das Bett zu verlassen.

Beim Führen des Schlafprotokolls werden Sie vielleicht schon festgestellt haben, dass die Müdigkeit unmittelbar nach dem Aufstehen noch sehr ausgeprägt ist und sich dann, wenn man „in Gang kommt", schnell bessert. Bei den meisten Menschen braucht diese Übergangszeit 15 bis 30 Minuten. Schwerer haben es Menschen, die von Natur aus Morgenmuffel sind. Hilfreich ist es, wenn Sie sich ein Aufstehritual zulegen, das wach machende Aktivitäten wie kaltes Abduschen, kurze Morgengymnastik oder Atemübungen bei offenem Fenster umfasst.

Das Wachbleiben am Abend

Die meisten am Schlaftraining Teilnehmenden wählen ihr Schlaffenster so, dass sie abends später als zuvor üblich zu Bett gehen. Wenn es bisher zu Ihren abendlichen Gewohnheiten gehörte, gemütlich auf der Couch zu liegen und fernzusehen, werden Sie im Laufe des Schlaftrainings schnell feststellen, dass Sie dabei dazu neigen, vorzeitig einzunicken. Auch wenn es nur wenige Minuten sind: Das sollten Sie unbedingt vermeiden. Gerade sogenannte „Lerchen" bzw. Morgenmenschen haben das Problem, sich abends ausreichend lange wach zu halten. Eine liegende Position ist da in jedem Fall das falsche Signal für den Körper. Auch

Fernsehen als passive Tätigkeit ist nicht unbedingt stimulierend. Am ehesten wird das Wachbleiben am Abend erleichtert durch Bewegung (Spaziergang), Licht (im Sommer nach draußen setzen, im Winter Innenraum hell beleuchten) und gemeinsame Tätigkeiten mit anderen Menschen (Spieleabende, Treffen mit Freund:innen). Vermeiden Sie auch das Glas Bier oder Wein am Abend. Alkohol kann schon in geringen Mengen die vorhandene Müdigkeit verdoppeln.

Startschwierigkeiten? Der Teufelskreislauf lässt grüßen!

Zu Beginn des Schlaftrainings wird sich möglicherweise Ihr Teufelskreislauf verstärkt melden: Gerade an den ersten Abenden kann es sein, dass allein das Bewusstsein, jetzt nur sechs Stunden zur Verfügung zu haben, Sie zusätzlich unter Druck setzt. Sollten Sie in den ersten Tagen dadurch besonders schlecht schlafen, braucht Sie das nicht zu beunruhigen. Im Gegenteil: Je weniger Schlaf Sie zu Beginn bekommen, desto schneller kann sich der erwünschte Schlafdruck aufbauen.

Das Schlafprotokoll

Mit Beginn des Schlaftrainings sollten Sie jetzt regelmäßig jeden Morgen und Abend Ihr Schlafprotokoll führen. Gewöhnen Sie es sich an, sich jeweils am Ende einer Woche eine halbe Stunde Zeit zu nehmen, um es auszuwerten. Dazu gehört Folgendes:

1. Berechnen Sie mithilfe der Materialien Ihre mittlere Bettliegezeit, Schlafdauer und Schlafeffizienz.
2. Übertragen Sie Ihre Ergebnisse in das Verlaufsprotokoll im Anhang des Buches.
3. Überprüfen Sie, an wie vielen Tagen Sie das Schlaffenster konstant eingehalten haben.

Mögliche Ergebnisse der ersten Woche

Bei den meisten Teilnehmenden bedingt die Einhaltung des Schlaffensters, dass die Schlafeffizienz im Vergleich zu den Ausgangswerten vor dem

Schlaftraining leicht ansteigt. Dies ist vor allem auf die Verkürzung der Bettliegezeit zurückzuführen und geht noch nicht mit einer Verbesserung der Ein- und Durchschlaffähigkeit einher. Im Gegenteil, häufig findet sich in der ersten Woche eine Abnahme der mittleren Schlafdauer. Stimmung, Leistungsfähigkeit am Tage und Müdigkeit können sich leicht verschlechtern. Wenn Sie bei der Überprüfung der Frage, an wie vielen Tagen Sie das Schlaffenster eingehalten haben, feststellen, dass Sie doch recht häufig abgewichen sind, sollten Sie sich noch einmal ernsthaft die Frage stellen, ob das Schlaftraining für Sie die richtige Methode ist und ob Sie es wirklich auch umsetzen möchten. Erleichtern können Sie sich die Einhaltung des Schlaftrainings auch, indem Sie regelmäßig die Ergebnisse Ihrer Auswertung mit einer Ihnen nahestehenden Person (z. B. Partner:in) besprechen.

Wie gut kennen Sie sich mit dem Thema „Schlaf“ aus? Welche der folgenden Aussagen sind richtig?

	Richtig	Falsch
1. Der Schlaf verläuft nach dem Einschlafen gradlinig abfallend bis zu seinem tiefsten Punkt, um dann langsam bis zum Erwachen am Morgen wieder anzusteigen.	☐	☐
2. Der Großteil einer erholsamen Nacht besteht aus Tiefschlaf.	☐	☐
3. Ein gut schlafender Mensch wacht nachts nicht auf.	☐	☐
4. Nach einer schlechten Nacht muss der Schlaf in der darauffolgenden Nacht nachgeholt werden, d.h., man muss länger schlafen.	☐	☐
5. Regelmäßiger nächtlicher Schlaf ist lebensnotwendig – Schlafstörungen sind katastrophal.	☐	☐
6. Das Befinden am Tage ist ausschließlich von der Qualität des Nachtschlafes abhängig. Wenn ich nachts schlecht geschlafen habe, muss ich mich tagsüber schonen.	☐	☐
7. Der Schlaf vor Mitternacht ist der beste.	☐	☐
8. Acht Stunden Schlaf sind notwendig, um erholt zu sein.	☐	☐

Die Lösungen finden Sie am Ende von Kapitel 7!

Ausbildung zur Expertin bzw. zum Experten in eigener Sache – Teil 1

Der Teufelskreislauf der chronischen Schlafstörung speist sich nicht zuletzt auch aus falschen Annahmen über Schlaf, Schlafstörungen und deren Konsequenzen. Im Laufe des Schlaftrainings finden Sie wochenweise jeweils im dritten Teil des Buches ein Kapitel, das Sie während der jeweiligen Wochen lesen sollen. In der ersten Woche geht es um die Grundlagen: Eine Reise durch die Nacht – Aufklärung über den Schlaf. Bevor Sie mit der Lektüre des entsprechenden Kapitels 7 starten, sollten Sie Ihr bisheriges Wissen bezüglich Schlaf und Schlafstörungen mit dem kurzen Fragebogen auf Seite 75 überprüfen.

6.3 Die zweite Woche des Schlaftrainings

Mit Erreichen der zweiten Woche des Schlaftrainings macht sich bei den meisten Teilnehmenden, die mit einem sechsstündigen Schlaffenster gestartet sind, der zunehmende Schlafdruck bemerkbar. Zusätzlich zu der Müdigkeit am Abend oder am Morgen gesellen sich jetzt auch „Müdigkeitslöcher" am Tage hinzu. Lassen Sie sich davon nicht entmutigen, sondern werten Sie dies eher als ein Zeichen dafür, dass das Schlaftraining zu wirken beginnt.

Müdigkeit verläuft wellenförmig

Wenn Sie genau beobachten, werden Sie feststellen, dass die Müdigkeit nicht konstant den ganzen Tag über vorhanden ist, sondern wellenförmig kommt und geht. Sie haben in der „Reise durch die Nacht" (Kapitel 7) schon gesehen, dass nachts ein 90-Minuten-Rhythmus unseren Schlaf bestimmt. Dieser 90-Minuten-Rhythmus läuft auch im Wachsein weiter und lässt uns in seinem Takt mal wacher und mal müder sein. Zusätzlich schwankt Müdigkeit in einem vierstündigen Rhythmus (siehe Abbildung 5). Bei den meisten Menschen findet sich bereits in den Vormittagsstunden gegen 10 oder 11 Uhr eine erhöhte Müdigkeit bzw. Einschlafbereitschaft. In der Mittagszeit kommt dann das klassische Mittagstief, gefolgt von einem weiteren Tiefpunkt vier Stunden weiter am Spätnachmittag. Wenn Sie also gerade in einem dieser Löcher hocken und daran zweifeln, wie Sie in diesem Zustand den Rest des Tages bewältigen sollen, trösten Sie sich damit, dass es schon nach einem absehbaren Zeitraum von ca. zwei Stunden wieder etwas besser gehen wird.

Begegnen Sie der Müdigkeit mit Bewegung und Ablenkung!

Müdigkeit wird in monotonen Situationen (z. B. Bildschirm- und Büroarbeit) als besonders quälend empfunden. Abhilfe kann eine kurzfristige Ablenkung z. B. mit kreislaufaktivierenden Streck- und Dehnungsübungen bringen, wie sie ohnehin in Zusammenhang mit sitzenden Tätigkeiten wie Bildschirmarbeit empfohlen werden.

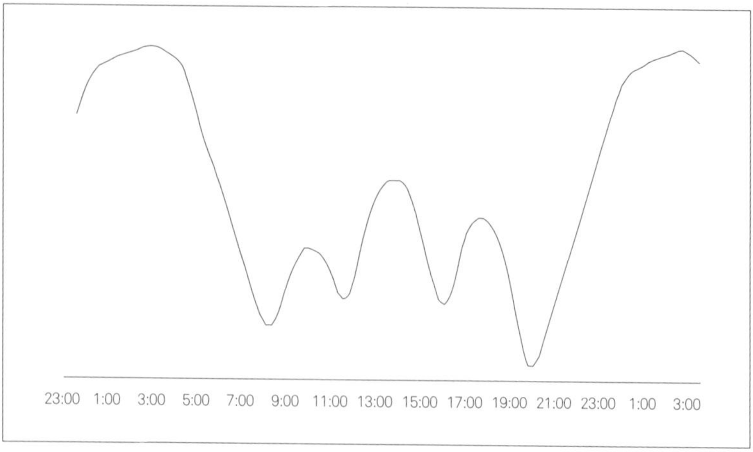

Abbildung 5: Das Auf und Ab der Schläfrigkeit im Laufe des 24-Stunden-Tages

Ein weiteres erfolgreiches Mittel gegen Müdigkeit ist Bewegung. Versuchen Sie davon so viel wie möglich in Ihren Arbeitsalltag zu integrieren. Das reicht von der Fahrt mit dem Fahrrad zur Arbeit (statt Auto) über Treppenlaufen (statt Aufzug), Denkpausen stehend oder gehend zu verbringen bis dahin, Kolleg:innen persönlich aufzusuchen (statt Telefon oder E-Mail).

Koffein gezielt einsetzen

Normalerweise wird man Ihnen in Zusammenhang mit Schlafstörungen raten, so wenig Koffein wie möglich zu sich zu nehmen oder eine Zeit lang ganz darauf zu verzichten. Auf der anderen Seite ist Koffein aber ein potenter Wachmacher, der Ihnen helfen könnte, die zunehmende Müdigkeit am Tage effektiv zu unterdrücken. Perlis und Smith, zwei bekannte amerikanische Schlafforscher, gingen sogar so weit, den Teilnehmenden ihres Schlaftrainings morgens ein wachmachendes Medikament zu verschreiben. Im Ergebnis schnitten die Teilnehmenden genauso gut ab wie diejenigen, die kein Medikament bekamen. Aber es fiel ihnen leichter, sich an die Vorgaben des Schlaftrainings zu halten, und sie klagten weniger über Tagesschläfrigkeit. Aus unserer Sicht spricht daher nichts dagegen, wenn Sie im Verlauf Ihres Schlaftrainings Koffein bewusst als Wachmacher einsetzen. Beachten sollten Sie dabei allerdings, dass Ihre Tagesgesamtdosis nicht mehr als 300 mg beträgt (entspricht etwa vier Tassen Kaffee) und Sie die letzte Tasse nicht zu spät am Tage zu sich nehmen. Je nach individueller Empfindlichkeit kann Letzteres bedeuten, dass Sie schon gegen Mittag zuletzt auf Kaffee zurückgreifen dürfen oder – wenn Sie weniger empfindlich reagieren – sogar noch am Spätnachmittag eine Tasse trinken können, um es sich z.B. zu erleichtern, abends wach zu bleiben. Am besten überprüfen Sie die möglichen schlafstörenden Nebenwirkungen einer solchen gezielten Koffeineinnahme anhand Ihrer Schlafprotokolle. Alternativ statt Kaffee können Sie natürlich auch Schwarztee oder grünen (japanischen) Tee verwenden.

Das Schlafprotokoll

Berechnen Sie am Ende der Woche wie üblich Ihre mittlere Bettliegezeit, Schlafdauer und Schlafeffizienz, und übertragen Sie die Ergebnisse in Ihr Verlaufsprotokoll. Bei vielen Teilnehmenden zeigen sich bereits in der zweiten Woche erste Verbesserungen in ihrer Schlafstatistik. Einschlafdauer und nächtliche Wachdauer werden allmählich kürzer, die Schlafeffizienz steigt. Falls Ihre Schlafeffizienz bereits 85 % oder mehr beträgt, dürfen Sie theoretisch Ihr Schlaffenster jetzt schon um 15 Minuten verlängern. Wir raten, damit aber lieber noch eine Woche zu warten, damit es nicht vorschnell zu Rückschlägen kommt. In Einzelfällen kann es manchmal auch mehrere Wochen dauern, bis Sie solche positiven Entwicklungen bemerken.

Ein schneller Erfolg sollte Sie nicht dazu verleiten, voreilig die Disziplin zu lockern. Zwei Wochen Schlaftraining mögen Ihnen wegen all der Mühen, die das Training mit sich bringt, lang erscheinen. Gemessen an der Dauer Ihrer Schlafstörung ist es aber eine sehr kurze Zeit. Überprüfen Sie bitte weiterhin, in wie vielen Nächten Sie Ihr Schlaffenster eingehalten haben und nehmen Sie sich vor, die nächste Woche weiterhin konsequent die festgelegten Bettzeiten einzuhalten.

Ausbildung zur Expertin bzw. zum Experten in eigener Sache – Teil 2

„Wie viel Schlaf braucht der Mensch?" ist eine der häufigsten Fragen, die an Schlafforschende gestellt werden. Sie haben schon in der letzten Woche erfahren, dass der Mythos vom achtstündigen Schlaf nicht zutrifft. Mehr zum Thema „Schlafdauer und Schlafbedürfnis" erfahren Sie in Kapitel 8, welches Sie in dieser Woche lesen sollten.

6.4 Die dritte Woche des Schlaftrainings

Mit dem Erreichen der dritten Woche haben Sie bereits den schwierigsten Teil des Weges hinter sich gebracht. Die Erfahrungsberichte der Teilnehmenden unseres Schlaftrainings zeigen, dass die subjektiv erlebte Tagesmüdigkeit in den ersten drei Wochen kontinuierlich zunimmt und dann konstant bleibt bzw. sich nach und nach in dem Ausmaß zurückbildet, in dem der Schlaf sich allmählich bessert. Wenn es Ihnen also gelungen ist, bis hierhin die auftauchenden Probleme und Schwierigkeiten zu meistern, dürfte einer weiteren erfolgreichen Fortsetzung nicht viel im Wege stehen.

In dieser Woche richten wir unsere Aufmerksamkeit einmal nicht vorrangig auf Schlaf und Müdigkeit, sondern auf die positiven Seiten des Wachseins. Es geht um das Thema:

Aktiv sein – die umgekehrte U-Funktion

Für die meisten Menschen ist es ganz klar: Wenn sie schlecht schlafen, dann ist ihre Leistungsfähigkeit und Aktivität am Tage beeinträchtigt. Das lässt sich auch umgekehrt betrachten: Wer tagsüber wenig aktiv ist, schläft nachts schlecht. „Ich muss jetzt schlafen, sonst ist der ganze morgige Tag im Eimer“ ist in dieser oder abgewandelter Form einer der häufigsten Gedanken, mit denen schlecht schlafende Menschen ihren Schlaf vertreiben. Noch dazu liegt diesem Gedanken eine falsche Annahme zugrunde. Wer nämlich gut ausgeschlafen, erholt und entspannt z. B. in eine Prüfung geht, dürfte schlechter abschneiden als jemand, der unausgeschlafen und angespannt vor der Prüfungsleitung sitzt.

Das Gesetz, das hinter diesem Phänomen steht, sieht grafisch wie ein umgekehrtes „U“ aus (siehe Abbildung 6). Es besagt, dass die Leistungsfähigkeit vom Erregungsniveau abhängt: Bei zu niedriger Erregung (z. B. Langeweile), aber auch bei zu hoher Erregung (z. B. Panik) fällt die Leistung schlechter aus. Optimale Leistungen erzielt man bei mittlerem Erregungsniveau. Tatsächlich schneiden Schlafgestörte bei Leistungstests häufig besser ab als Schlafgesunde.

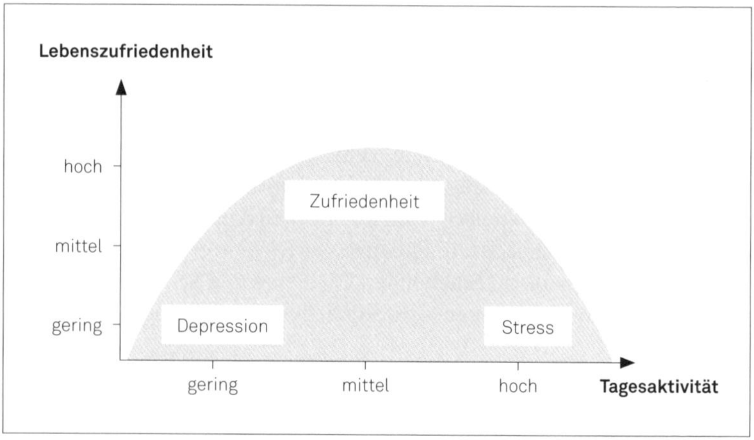

Abbildung 6: Das Gesetz der umgekehrten U-Funktion am Beispiel des Zusammenhangs von Tagesaktivität und Lebenszufriedenheit

Dieser Zusammenhang lässt sich gut auf das Verhältnis von Tag und Nacht übertragen. Wer den ganzen Tag über geistig und körperlich nichts tut, darf nicht erwarten, dass er nachts besonders tief und fest schläft. Wer tagsüber umgekehrt die ganze Zeit unter Strom steht, dürfte ebenfalls Schwierigkeiten haben, nachts entspannt zu schlafen. Optimal ist auch hier ein ausgewogenes Mittelmaß. Das bedeutet für den, der sich bereits ab nachmittags mit Kräutertees, sanfter Musik und Entspannungsübungen in die Startlöcher für den Schlaf begibt: aktiver werden. Für den hingegen, der bis zum Zähneputzen ununterbrochen „am Rotieren" war, gilt: mehr Pausen einlegen und rechtzeitig den Alltag abschließen.

Gerade wer unter chronischer Schlafstörung leidet, wird eher dazu neigen, sich zu schonen. Über die Jahre hinweg verkümmern dann Freizeitinteressen und Kontakte. Das ist einerseits verständlich, denn schlechter Schlaf raubt einem die Frische und Vitalität für den Tag. Andererseits ist der Rückzug ins Schonverhalten eine verhängnisvolle Entwicklung, die schnell ihre Eigendynamik entwickelt. Statt Energie zu sparen, wird man nur noch müder. Die Lebensqualität, die auf Interessen und Aktivitäten beruht, nimmt immer mehr ab. Eine depressive Abwärtsspirale beginnt, in deren Verlauf man immer weniger Erfolgserlebnisse und immer mehr Mühe hat, sich überhaupt aufzuraffen.

Nicht nur schlecht Schlafende, auch Schlafgesunde neigen außerdem dazu, den Alltag mehr und mehr mit Pflichten auszufüllen. Wir achten zu wenig darauf, dass wir auch zu dem kommen, was uns Spaß macht, Freude bringt und das Leben bereichert. Gerade nach schlechten Nächten werden selbst solche angenehmen Tätigkeiten eher als zusätzliche Belastung erlebt. Tappen Sie nicht in diese Müdigkeitsfalle! Nehmen Sie einmal Papier und Stift zur Hand und schreiben sich auf, welche angenehmen, positiven Aktivitäten es für Sie gibt. Nehmen Sie sich vor, mindestens eine davon jeden Tag in die Tat umzusetzen. Das braucht nichts Großartiges zu sein. Ein kurzer Spaziergang, bei dem Sie mit allen Sinnen einmal bewusst die Natur genießen, kann dafür genauso herhalten wie ein Theaterbesuch oder ein geselliges Zusammensein mit Freund:innen. Als Anregung für diese Aufgabe finden Sie im Anhang des Buches auf den Seiten 194 bis Seiten 199 eine Aktivitätenliste.

Aufgabe: Angenehme Aktivitäten

Nicht nur unsere Schlafqualität bestimmt, wie wir uns am Tage fühlen. Es gilt auch umgekehrt: Die Art und Weise, wie wir unseren Tag gestalten, hat Einfluss auf unsere Stimmung und auch auf die folgende Nacht. Wir neigen leicht dazu, den Alltag mehr und mehr mit Pflichten auszufüllen und achten möglicherweise wenig darauf, dass wir auch zu dem kommen, was uns Spaß macht und Freude bringt. Gerade nach einer schlechten Nacht werden solche angenehmen Tätigkeiten als lästig und als zusätzliche Belastung erlebt. Auf Dauer kann es dann passieren, dass man sich immer mehr in die Müdigkeit zurückzieht. In der folgenden Aufgabe sollen Sie sich bewusst überlegen, welche Aktivitäten es gibt, die für Sie erstrebenswert, wertvoll und angenehm sind. Dabei sollen Sie zwei Schwerpunkte legen: (a) angenehme Aktivitäten, die Sie selbst in der Freizeit ausführen und (b) solche Aktivitäten, die Sie als reizvoll/angenehm erleben, aber bisher (oder schon lange) nicht ausgeführt haben. Schreiben Sie bitte zu beiden Punkten drei bis fünf Aktivitäten auf.

a) Angenehme Aktivitäten, die ich in meiner Freizeit unternehme:

1. ______________________________

2. ______________________________

3. ______________________________

b) Angenehme Aktivitäten, die ich bisher (oder schon lange) nicht ausgeführt habe:

1. ______________________________

2. ______________________________

3. ______________________________

4. ______________________________

5. ______________________________

Das Schlafprotokoll

Berechnen Sie am Ende der Woche wie üblich Ihre mittlere Bettliegezeit, Schlafdauer und Schlafeffizienz, und übertragen Sie die Ergebnisse wieder in Ihr Verlaufsprotokoll. Wenn Ihre Schlafeffizienz jetzt mehr als 85 % beträgt, dürfen Sie Ihr Schlaffenster in der folgenden Woche um 15 Minuten verlängern. Es bleibt Ihnen überlassen, ob Sie 15 Minuten früher zu Bett gehen oder lieber 15 Minuten später aufstehen. Seien Sie nicht enttäuscht, wenn sich durch diese Verlängerung die Schlafeffizienz in der darauffolgenden Woche leicht verschlechtert. Das ist schon rein mathematisch zu erwarten. Sollten sich allerdings nach der Verlängerung des Schlaffensters erneut ausgeprägte Ein- oder Durchschlafstörungen zeigen, dann empfehlen wir ggf. das Schlaffenster wieder um 15 Minuten zu kürzen.

Ausbildung zur Expertin bzw. zum Experten in eigener Sache – Teil 3

Nicht nur Schlafdruck und Wach- bzw. Schlafdauer bestimmen die Qualität und Erholsamkeit unseres Schlafes. Als zweiter wichtiger Prozess wird Schlafen und Wachen durch biologische Rhythmen bestimmt. Die dazugehörige Wissenschaft nennt sich Chronobiologie und ist eine der spannendsten Disziplinen der Schlafmedizin. Mehr zu „biologischen Rhythmen“ erfahren Sie in Kapitel 9.

6.5 Die vierte Woche des Schlaftrainings

Jetzt sind Sie schon fast einen Monat im Schlaftraining. Dafür, dass Sie schon so lange durchgehalten haben, sollten Sie sich belohnen! Wählen Sie von Ihrer Liste positiver Aktivitäten eine solche aus, die Sie sich normalerweise nicht gönnen würden, wie z. B. einen Restaurantbesuch oder den Kauf eines besonderen Kleidungsstückes. Solche Anreize helfen Ihnen, die Disziplin des Schlaftrainings weiter aufrechtzuerhalten.

Mit zunehmender Dauer des Schlaftrainings stellen sich jetzt allmählich Phänomene ein, von denen Sie noch vor einem Monat geglaubt haben, dass Ihnen so etwas niemals passieren könnte. Das kann z. B. sein:

- Obwohl Sie abends früher immer hellwach waren, merken Sie zum ersten Mal, dass Ihnen beim Fernsehen vorzeitig die Augen zufallen.
- Nach dem frühmorgendlichen Erwachen gegen 4 oder 5 Uhr gelingt es Ihnen zum ersten Mal wieder einzuschlafen.
- Sie schlafen das erste Mal eine Nacht wieder durch.
- Sie überhören morgens den Wecker und verschlafen.
- Sie freuen sich das erste Mal richtig, jetzt endlich ins Bett gehen zu dürfen.
- Es fällt Ihnen immer schwerer zu beurteilen, ob Sie nachts wach gelegen haben oder im Leichtschlaf waren.

Beachten Sie

Freuen Sie sich angemessen über diese ersten Anzeichen eines zunehmend gesünderen Schlafes. Aber überschätzen Sie diese auch nicht. Die Erfahrung einer über Monate oder Jahre anhaltenden Schlafstörung ist leider sehr hartnäckig.

Der kleine Teufel, der sich da bei Ihnen in dieser Zeit eingenistet hat, wird sich von Zeit zu Zeit wieder melden und Ihnen eine schlaflose oder schlechte Nacht bescheren. Manchmal sind solche schlechten Nächte erklärbar: Wenn z. B. eine besonders belastende Situation stattgefunden hat oder am nächsten Tag ansteht (z. B. Streit in der Partnerschaft/Familie, Konflikte am Arbeitsplatz usw.) ist die Gefahr einer schlechten Nacht besonders groß. Auch Menschen mit gesundem Schlaf würden in einer solchen Situation wahrscheinlich nicht so gut wie sonst üblich schlafen. Manchmal kommen solche schlechten Nächte jedoch auch wie aus heiterem Himmel. Die Ursachen hierfür können vielfältig sein. Auch gesund

Schlafende haben gelegentlich ohne besonderen Anlass eine schlechte Nacht. Witterungseinflüsse, unbewusste Alltagsereignisse oder auch allein das auf ihren früheren Erfahrungen wurzelnde Misstrauen („Hoffentlich klappt es heute wieder") können die Ursache sein. Lassen Sie sich auf jeden Fall von solchen kurzfristigen Verschlechterungen nicht einschüchtern. Die meisten Teilnehmenden an einem Schlaftraining machen die Erfahrung, dass der Verlauf der Besserung nicht gradlinig nach oben geht, sondern wellenförmig auf und ab schwankt mit einer allerdings zunehmenden Tendenz in Richtung Besserung.

Je konsequenter Sie die Regeln des Schlaftrainings dabei weiterhin anwenden, desto eher wird es Ihnen gelingen, diese kurzfristigen Einbrüche zu überstehen.

Das Schlafprotokoll

Berechnen Sie am Ende der Woche wie üblich Ihre mittlere Bettliegezeit, Schlafdauer und Schlafeffizienz, und übertragen Sie die Ergebnisse wieder in Ihr Verlaufsprotokoll. Zu Ihrer eigenen Motivation: Vergleichen Sie Ihre eigenen Ergebnisse nicht nur mit denen der Vorwoche, sondern vor allem auch mit denen der Wochen vor dem Schlaftraining. Einige Teilnehmende an unserem Schlaftraining sind frustriert, wenn sich nach vier Wochen zwar der Schlaf deutlich gebessert hat, sie aber tagsüber – gerade morgens oder abends – weiterhin ausgeprägte Beeinträchtigungen erleben. Bedenken Sie, dass Sie sich noch mitten in der eigentlichen Therapie befinden. Es wird noch einige Zeit dauern, bis nicht nur Ihr Nachtschlaf, sondern auch das Tagesbefinden sich dauerhaft bessern.

Ausbildung zur Expertin bzw. zum Experten in eigener Sache – Teil 4: Schlafhygiene

Der Begriff Hygiene (griechisch: gesund) ist im Alltagsverständnis eher mit Reinigung, Sauberkeit und Desinfektion verbunden. Ebenso wie die normale Körperhygiene dafür gedacht ist, Erkrankungen vorzubeugen, so soll durch eine richtige Schlafhygiene das gesunde Schlafen gefördert werden. Welche Regeln dazu gehören, erfahren Sie in Kapitel 10.

6.6 Die fünfte Woche des Schlaftrainings

Die Maßnahmen, die Sie bisher im Verlauf des Schlaftrainings kennengelernt und angewendet haben (Schlafkompression, Tagesaktivitäten bewusst gestalten, schlafhygienische Regeln beachten) greifen unmittelbar auf der Verhaltensebene in den Teufelskreislauf der Schlafstörung ein. In den folgenden Wochen wenden wir uns einem weiteren Element des Teufelskreislaufs zu. In dieser Woche geht es um das Thema:

Die Macht der Gedanken

Stellen Sie sich einmal eine saftige Zitrone vor, die Sie mit einem Messer aufschneiden. Jetzt führen Sie in Ihrer Vorstellung die aufgeschnittene Zitrone zum Mund und beißen herzhaft hinein! Falls Ihnen bei dieser Vorstellung der Speichel im Mund zusammenläuft oder Sie zu grinsen anfangen („Sauer macht lustig"), haben Sie einen direkten Beweis dafür, dass Gedanken und Vorstellungen körperliche Reaktionen hervorrufen. Dass Ihre eigenen Gedanken auch dafür verantwortlich sein könnten, dass Sie schlecht schlafen, mag Ihnen vielleicht trotzdem abwegig vorkommen. Während Sie diesen Text lesen, denken Sie möglicherweise: „Ich habe schon so viel probiert und nichts hat geholfen. Diese Gedanken-Zitronen-Theorie ist doch viel zu simpel und wird mir kaum weiterhelfen." Als Folge dieses Gedankens werden Sie sich enttäuscht fühlen. Oder Sie denken: „Das klingt interessant. Endlich mal ein ganz anderer Ansatz." Als Folge dieses Gedankens werden Sie sich angeregt fühlen. Beachten Sie, dass die gleiche Situation (sie lesen gerade diesen Text), je nach Ihren Gedanken und Bewertungen völlig unterschiedliche Gefühle hervorruft (enttäuscht-deprimiert oder angeregt-hoffnungsvoll). In dem einen Fall werden Sie möglicherweise gar nicht weiterlesen. In dem anderen Fall lesen Sie vielleicht weiter und greifen die eine oder andere Anregung auf. Sie sehen: Gedanken bewirken nicht nur Gefühle, sondern sie steuern im weiteren Verlauf auch unser Verhalten.

Auf die Rolle von Gedanken im Zusammenhang mit Schlafstörungen wurde bereits bei der Erläuterung des Teufelskreislaufs hingewiesen. Stellen Sie sich zur weiteren Verdeutlichung folgende Situation vor: Sie sind um 23 Uhr zu Bett gegangen, relativ gut eingeschlafen, werden aber um 3 Uhr wach. Welche unterschiedlichen Gefühle werden sich einstellen, wenn Sie in dieser Situation jeweils denken würden:

a) „Ich habe schon dreieinhalb Stunden geschlafen."
b) „Ich habe erst dreieinhalb Stunden geschlafen."
c) „Ich habe noch vier Stunden, bis ich aufstehen muss."
d) „Ich habe nur noch vier Stunden, bis ich aufstehen muss."

Überlegen Sie weiter, welche dieser Gedanken und der durch sie ausgelösten Gefühle das Wiedereinschlafen erschweren oder erleichtern würden. Sie werden einwenden: „Es bringt mir doch nichts zu denken ‚Klasse, dass ich jetzt wachliege'." Diese Form der rosa Brille bzw. des positiven Denkens anstelle negativer Gedanken ist hier nicht gemeint. Statt positiv denken zu lernen, geht es vielmehr darum, realistisch zu denken. Versetzen Sie sich noch einmal in die Situation, Sie würden nachts um 3 Uhr wach werden:

- *Ein negativer, unrealistischer Denkstil wäre:*
  „Es ist eine Katastrophe, dass ich jetzt die ganze Nacht wachliege."
- *Ein positiver, aber eben auch unrealistischer Denkstil wäre:*
  „Toll, dass ich jetzt schon wach bin."
- *Ein realistischer Denkstil würde sich hingegen in Gedanken äußern wie:*
  „Es ist durchaus normal, nachts hin und wieder wach zu werden. Vielleicht schlafe ich ja nach einiger Zeit wieder ein – und selbst wenn nicht: Auch eine schlechte Nacht ist keine Katastrophe."

Beachten Sie, dass der negative Gedanke direkt und unmittelbar davon ausgeht, dass Sie die vor Ihnen liegenden Stunden tatsächlich wach verbringen werden. Wie Sie aus eigener Erfahrung wissen, gelingt aber das Einschlafen hin und wieder trotzdem. Das Gefühl, das dieser Gedanke auslöst, verringert aber die Wahrscheinlichkeit, dass es dazu kommt. Auch die Bewertung „Es ist eine Katastrophe" führt zu entsprechenden den Schlaf verhindernden Gefühlen wie Ärger und Anspannung. Beachten Sie, dass auch dieser Gedanke eine unrealistische Übertreibung beinhaltet: Natürlich ist es nicht angenehm, nach einer Nacht mit wenig Schlaf den Tag zu bewältigen. Aber fragen Sie sich selber: Ist das wirklich eine Katastrophe? Und wäre ein realistischer Gedanke für Sie nicht hilfreicher, wenn Sie nachts wachliegen? Katastrophen-Gedanken machen hilflos, überrollen einen und lassen einem keinen Spielraum. Die Vorstellung hingegen, dass ein müder und möglicherweise anstrengender Tag vor einem liegt, lässt hingegen noch Handlungsmöglichkeiten zu.

Die Tücke dieser negativen Gedanken liegt vor allem darin, dass die durch sie ausgelösten Gefühle und körperlichen Reaktionen tatsächlich zu dem führen, was der negative Gedanke vorhersagt: Schlaflosigkeit. Man bezeichnet daher solche Gedanken treffend als „sich selbst erfüllende Prophezeiungen".

Studien zeigen, dass das Denken bei Menschen mit Schlafstörungen typischen Mustern folgt, die man auch bei Depressionen häufig findet. Solche typischen Denkfehler sind im Folgenden aufgelistet.

Typische Denkmuster bei Schlafstörungen

Alles-oder-nichts-Denken: Situationen werden nicht vielfältig (schwarz – dunkelgrau – grau – hellgrau – weiß), sondern lediglich extrem (schwarz versus weiß) wahrgenommen.
Beispiel: „Wegen meiner *ständigen* Unausgeschlafenheit kann ich *überhaupt nichts mehr* richtig genießen."

Katastrophisieren: Negative Vorhersagen über die Zukunft, ohne andere wahrscheinliche Folgen in Betracht zu ziehen.
Beispiel: „Wenn das so weitergeht mit meiner Schlaflosigkeit, werde ich noch verrückt/krank werden."

Einseitige Verallgemeinerung/Wahrnehmung: Anstatt das vollständige Bild zu sehen, wird übermäßig viel Aufmerksamkeit auf einzelne negative Aspekte/Vorkommnisse gelegt.
Beispiel: „Diese Woche habe ich wieder katastrophal geschlafen" (objektiv: zwei Nächte mit einer Schlafdauer unter sechs Stunden).

Übergeneralisation: Radikale negative Schlussfolgerungen, die weit über die konkrete Situation hinausgehen.
Beispiel: „Mein Gedächtnis lässt immer mehr nach" (objektiv: die betreffende Person hatte in der vergangenen Woche einmalig einen Schlüssel verlegt).

Hilflosigkeitsattributionen: Zuschreibung der Ursachen der Schlafstörung auf nicht beeinflussbare Faktoren (Gene, Mond, „Defekt im Schlafzentrum").

Tunnelblick: Situationen werden einseitig nur negativ bewertet.
Beispiel: Aufwachen um 3 Uhr nachts. Bewertung: „Schon wieder wach", „Erst drei Stunden geschlafen", „Nur noch drei Stunden zu schlafen."

Bevor wir uns mit den Möglichkeiten beschäftigen, wie man diese Art der Gedanken beeinflussen kann, ist eines ganz wichtig. Zunächst einmal gilt es, Gedanken bewusst zu erfassen. Bekanntlich sind sie schnell und flüchtig. Ehe man sich versieht, hat man schlechte Laune – aber der Gedanke, der dahin geführt hat, ist schon wieder dem Bewusstsein entschwunden. Daher eine Hausaufgabe: Versuchen Sie bis zur nächsten Woche bewusst Ihre ganz persönlichen konkreten Gedanken zu sammeln, die sich abends und nachts (oder auch schon am Tage) um das Thema Schlaf und Schlafstörung drehen. Benutzen Sie dafür die folgende Vorlage (Gedankenprotokoll). Fertigen Sie davon am besten einen Zettel an und tragen ihn bei sich, um jedes Mal, wenn ein solcher Gedanke durch Ihren Kopf huscht, diesen noch schnell zu fassen. Seien Sie nicht frustriert, wenn Ihnen diese Aufgabe ungewöhnlich schwerfällt: Die meisten Menschen haben anfänglich Probleme damit, eigene Gedanken bewusst zu fassen und zu benennen.

Gedankenprotokoll

Versuchen Sie bewusst Ihre konkreten Gedanken aufzuschreiben, die sich abends und nachts (oder auch schon am Tage) um das Thema Schlaf und Schlafstörung drehen. Notieren Sie in Stichworten auch die jeweilige Situation und Ihre momentane Stimmung.

Situation	Gedanke	Stimmung/Gefühl
20:00 Uhr beim Packen der Aktentasche für den nächsten Tag	Ich muss heute unbedingt etwas Schlaf bekommen, sonst schaffe ich morgen den Tag nicht.	bedrückt

Das Schlafprotokoll

Berechnen Sie am Ende der Woche wie üblich Ihre mittlere Bettliegezeit, Schlafdauer und Schlafeffizienz, und übertragen Sie die Ergebnisse wieder in Ihr Verlaufsprotokoll. Manchen hilft es für die eigene Motivation, die Ergebnisse des Verlaufsbogens zusätzlich grafisch darzustellen. Die meisten Teilnehmenden des Schlaftrainings haben ab der vierten oder fünften Woche eine mittlere Schlafdauer erreicht, die in etwa der Schlafdauer entspricht, die sie vor dem Schlaftraining mit einer erheblich höheren Liegezeit „zusammengekratzt" haben. Bei einigen ist die Schlafdauer im Wochenmittel sogar schon im Vergleich zur Zeit vor dem Schlaftraining leicht angestiegen.

Ausbildung zur Expertin bzw. zum Experten in eigener Sache – Teil 5

Bei ausgeprägten Schlafstörungen können Schlafmittel Linderung verschaffen – heilen tun sie jedoch in aller Regel nicht. Schlafmittel sind nicht nur deswegen, sondern auch weil sie zum Teil mit dem Risiko einer Abhängigkeit einhergehen, bei Betroffenen wie Ärzten umstritten. Welche Arten von Schlafmitteln es gibt, ihre Vor- und Nachteile und wie man sie vernünftig einsetzen kann, das erfahren Sie diese Woche in Kapitel 11.

6.7 Die sechste Woche des Schlaftrainings

„Sie fliehen vorbei wie nächtliche Schatten – kein Mensch kann sie wissen“ heißt es so treffend in dem Lied „Die Gedanken sind frei“. Nun, einer kann Gedanken sehr wohl erfassen: Die Person, die sie denkt. Wenn Sie die Hausaufgabe vom letzten Mal beherzigt haben, werden Sie gemerkt haben: Einfach ist das nicht. Viel Übung verlangt auch die Fortsetzung. Aber sie lohnt sich. Diese Woche geht es um das Thema:

Lernen, realistisch zu denken

Nachdem Sie in der letzten Woche Ihre Gedanken zunächst nur beobachtet und aufgeschrieben haben, sollen Sie in dieser Woche anfangen, Ihre Gedanken wie ein:e Wissenschaftler:in auf ihren Realitätsgehalt hin zu überprüfen. Sie haben gesehen: Viele unserer Gedanken sind Übertreibungen oder einseitig. Der Gedanke „Morgen bin ich völlig fertig, wenn ich jetzt nicht schlafe“ ist eine solche Übertreibung. Einseitigkeit zeigt sich in Gedanken wie: „Ich bin zu nichts mehr in der Lage.“ Realistisch wäre zu denken: „Morgen werde ich nicht so ausgeruht sein. Vieles (aber nicht alles) wird mir schwerer fallen.“ Wer so denkt, wird sich nicht ganz so schlecht fühlen und eher in der Lage sein zu überlegen, wie man den kommenden Tag für sich da oder dort doch konstruktiv und angenehm gestalten kann. Wenn Sie sich bei übertreibenden, einseitigen Gedanken ertappen, versuchen Sie bewusst gegenzusteuern:

- Stellen Sie sich vor, eine Ihnen nahestehende Person würde diesen Gedanken Ihnen gegenüber äußern. Was würden Sie ihr dann sagen?
- Überlegen Sie weiter, was alles dafür spricht, dass dieser Gedanke tatsächlich wahr wird – und natürlich auch, was alles dagegen spricht.
- Gibt es ein Erlebnis/Argument, das dafür spricht, dass dieser Gedanke nicht zu 100 % zutrifft?
- Stellen Sie sich vor, was im schlimmsten Fall passieren kann. Wie sieht umgekehrt der günstigste Fall aus – und: Was ist wahrscheinlich die realistische Mitte zwischen beidem?

Manchmal neigen wir dazu, lange über mögliche Bedrohungen nachzugrübeln, ohne uns damit genauer zu beschäftigen, was genau passieren würde, wenn diese Umstände tatsächlich einträten. In diesen Fällen kann es hilfreich sein, Gedanken einmal bis zum Ende durchzudenken, zum

Beispiel: „Wenn ich schlecht schlafe und deshalb meine Arbeit verliere, dann würde das konkret diese und jene Veränderungen mit sich bringen." Nur erahnte Gefahren machen einen hilflos. Konkrete Bedrohungen erlauben einem auch, konkrete Überlegungen zu ihrer Bewältigung anzustellen. Versuchen Sie, innerlich Abstand zu nehmen. Sie können das tun, indem Sie sich vorstellen, wie Sie wohl in zehn Jahren über die gleiche Situation denken werden.

Machen Sie diesen Realitätstest zunächst mit jedem der Gedanken, die Sie in der letzten Woche aufgeschrieben haben. Nehmen Sie sich dafür ausreichend Zeit, denn das ist keine leichte Aufgabe. Im weiteren Verlauf sollen Sie beginnen, in dem Moment, wo Ihnen ein solcher Gedanke durch den Kopf schießt, gegenzusteuern. Bevor das quasi automatisch geschieht, werden Sie dieses neue Denken eine gewisse Zeit lang einüben müssen. Dafür sollten Sie zunächst weiter regelmäßig solche einseitigen Gedanken aufschreiben und auch den entsprechenden realistischen Gedanken daneben schreiben. Auf Seite 96 finden Sie eine Vorlage für ein solches Gedankenprotokoll. Natürlich brauchen Sie Ihr Gedankenprotokoll nicht auf das Thema Schlaf zu beschränken. Auch im übrigen Alltag finden sich häufig ähnliche verzerrte Gedankenmuster. Diese Übung mag Ihnen anfangs sehr künstlich vorkommen. Sie werden aber, wenn Sie einmal mehrere Wochen bewusst geübt haben, feststellen, dass es Ihnen immer besser gelingt, auch im Alltag Ihre Gedanken ins rechte Licht zu rücken.

Realitätstests können Sie übrigens auch in Form von Verhaltensexperimenten machen. In gewisser Weise ist die Teilnahme am Schlaftraining ein solches Experiment. Sie sind nämlich gerade dabei, u. a. Ihre frühere Annahme zu überprüfen, ob Sie acht Stunden Bettliegezeit brauchen, um Ihren Alltag zu bewältigen.

Beispiele für Verhaltensexperimente

Sie denken: „Mist, diese Feier am Wochenende bei Meiers wird bestimmt total langweilig."
Dazugehöriges Verhaltensexperiment: Sie gehen trotzdem zu der Feier und prüfen, ob sie tatsächlich zu 100 % langweilig ausfällt.

Sie denken: „Wahrscheinlich halten meine Teammitglieder mich für bescheuert und unfähig, weil ich immer unsicher werde, wenn ich vor mehr als zwei Menschen etwas sagen muss."

Dazugehöriges Verhaltensexperiment: Fragen Sie Ihre Teammitglieder, ob ihnen Ihre soziale Unsicherheit aufgefallen ist und wie sie darüber denken.

Diese Form des realistischen Denkens, die Sie in dieser und der letzten Woche kennengelernt haben, ist übrigens eine der wichtigsten und wirksamsten Basisbestandteile moderner Psychotherapie, der sogenannten „Kognitiven Verhaltenstherapie". Sie findet sich schon im Altertum bei dem Philosophen Epiktet wieder, der feststellte: „Nicht die Dinge selbst beunruhigen die Menschen, sondern ihre Urteile und Meinungen über die Dinge" (Epiktet; Handbuch der Moral). Weiterführende Literaturhinweise zum Thema „Gedanken verändern" finden Sie im Anhang des Buches auf Seite 185.

Das Schlafprotokoll

Berechnen Sie am Ende der Woche wieder Ihre mittlere Bettliegezeit, Schlafdauer und Schlafeffizienz, und übertragen Sie die Ergebnisse in Ihr Verlaufsprotokoll. In diesem Stadium des fortgeschrittenen Schlaftrainings erreichen viele Teilnehmende Schlafeffizienzen, die bei 85 bis 90 % liegen, und dürfen nach und nach ihre Liegezeit ausweiten. Eine Schlafeffizienz von 90 % – das klingt als Zahl beeindruckend. Es bedeutet aber bei einer Liegezeit von z. B. sechs Stunden, dass Sie im Mittel pro Nacht gerade einmal 5 Stunden und 24 Minuten Schlaf bekommen. Das ist eine Schlafdauer, die für jemanden mit chronischen Schlafstörungen schon einen enormen Fortschritt bedeutet. Andererseits ist es nach wie vor eine sehr knappe Erholungszeit, und Sie werden tagsüber damit nach wie vor das Gefühl haben, eigentlich nicht ausreichend Schlaf zu bekommen. Vermeiden Sie es trotzdem, jetzt oder später Ihre Liegezeit sprunghaft über sieben Stunden auszuweiten. Für einen dauerhaften Erfolg ist es wichtiger, dass sich Ihre Schlafqualität weiter festigt. Das wird sich dann im Laufe der Zeit auch positiv auf den Tag auswirken.

Ausbildung zur Expertin bzw. zum Experten in eigener Sache – Teil 6

Vielleicht haben Sie ja im Laufe des Schlaftrainings schon Bekannten von Ihrem Schlafprojekt erzählt und dabei bemerkt: Sobald man andere auf das Thema Schlaf anspricht, dann fällt das auf fruchtbaren Boden. Die eine klagt über das Schnarchen des Partners, der andere hat immer Probleme nach Nachtschichten, wieder jemand anderes wird von kribbelnden Beinen am Einschlafen gehindert. In Kapitel 12 finden Sie eine genauere Beschreibung der wichtigsten Arten anderer Schlafstörungen und den Therapiemöglichkeiten, die dabei infrage kommen.

Gedankenprotokoll 2

Situation	Gedanke	Stimmung/ Gefühl	Ereignisse/Argumente, die den Gedanken nicht unterstützen	Alternativer realistischer Gedanke
20:00 Uhr beim Packen der Aktentasche für den nächsten Tag	Ich muss heute unbedingt etwas Schlaf bekommen, sonst schaffe ich morgen den Tag nicht.	bedrückt	Ich habe schon viele Tage nach schlechten Nächten erstaunlich gut bewältigt.	Es wäre schön, wenn ich heute gut schlafe, sonst kann es sein, dass ich morgen ziemlich müde bin.

6.8 Die siebte Woche des Schlaftrainings

„Ich kann einfach nicht abschalten“, ist eine der häufigsten Klagen schlecht schlafender Menschen. Wer nachts nicht schlafen kann, grübelt häufig stundenlang über das Gleiche. Verschiedene Techniken können helfen, solche Grübelgedanken zu einem Ende zu bringen.

Viele Gedanken überkommen einen besonders deswegen nachts, weil man sich tagsüber erfolgreich ablenken konnte – die dunklen Stunden der Nacht bieten diese Ablenkung jedoch nicht.

Tagebuch führen

Das Führen eines Tagebuches kann dabei hilfreich sein, indem man jeden Abend mit genügend Abstand zum Schlafengehen das aufschreibt, was einen gerade beschäftigt. Eine einfache Struktur für ein solches Tagebuch könnte sein:

1. Was war heute?
2. Was erwartet mich morgen?
3. Was muss ich bedenken?

Achten Sie aber darauf, dass Sie bei der Rückschau auf Ihren Tag nicht nur die negativen und unangenehmen Erlebnisse zu Papier bringen. Ganz bewusst sollten Sie auch überdenken, was positiv an dem Tag war – das fällt wesentlich schwerer, und leider gibt es manchmal Tage, an denen das einzig Positive darin zu bestehen scheint, dass man trotz aller Widrigkeiten die Kraft und Zähigkeit hatte, den Tag durchzustehen. Doch auch dafür sollten Sie sich loben!

Statt Tagebuch ist für viele Menschen auch das Gespräch mit einer Freundin oder dem Partner wichtig. Auch wenn es im Laufe der Jahre eines Zusammenlebens häufig langsam untergeht: Nehmen Sie sich bewusst wieder ausreichend Zeit, den Ihnen am nächsten stehenden Menschen zu fragen, wie sein Tag war, und erzählen Sie von dem Ihren.

Der Mechanismus, der dem Tagebuchschreiben wie dem Gespräch zugrunde liegt, ist der Gleiche. Unverarbeitete Erlebnisse, Bilder und Gedanken vom Tage können über unser Gefühlszentrum direkt auf das vegetative Nervensystem einwirken. Sobald Sie diese Inhalte bewusst in Worten formulieren, werden sie quasi verpackt und können nicht mehr direkt unser körperliches Befinden beeinflussen. Zugleich bekommt man durch die bewusste Verarbeitung auch einen größeren Abstand und es fällt einem leichter, Dinge wieder zu relativieren, die zunächst schwerwiegend und nicht bewältigbar erscheinen. Wissenschaftliche Untersuchungen zeigen, dass Menschen, die gelernt haben, regelmäßig über das zu sprechen, was sie bewegt, weniger häufig psychosomatisch erkranken als solche, die alles mit sich selber austragen und in sich „hineinfressen".

„Vorsicht ist die Mutter der Porzellankiste" – wenn diese Grundhaltung Ihr Leben prägt und Sie obendrein noch zu Perfektionismus neigen, werden Ihre Gedanken Sie nachts nicht ruhen lassen. Hundertprozentige Sicherheit gibt es leider nicht. Je mehr Sie jedoch Ihre Aufmerksamkeit darauf lenken, was alles in Ihrem Leben nicht klappt oder nicht klappen könnte, und je mehr Zeit Sie mit solchen unangenehmen Vorstellungen und Fantasien verbringen, desto schlechter fühlen Sie sich. Nicht nur das – desto eingeschliffener werden auch die Muster in Ihrem Nervensystem, die dem entsprechenden Verhalten und Erleben zugrunde liegen. Wühlen Sie daher nicht in Ihren Problemen, sondern suchen Sie lieber nach Lösungen, nach den kleinen Ausnahmen im Alltag, wo es doch schon anders geklappt hat.

Wie gravierend sich negative Vorstellungen auswirken können, zeigt sich beispielhaft beim Balancieren. Die meisten Menschen haben keinerlei Problem, gerade über ein 20 cm breites und drei Meter langes Brett zu laufen, das direkt auf dem Boden liegt. Legt man dasselbe Brett dann jedoch einen halben Meter hoch zwischen zwei Podeste, aktiviert dieser harmlose Höhenunterschied so viel an negativen Vorstellungen, herunterfallen zu können, dass die meisten Menschen anfangen zu schwanken und um Gleichgewicht zu ringen.

Das Schlafprotokoll

Berechnen Sie am Ende der Woche wieder Ihre mittlere Bettliegezeit, Schlafdauer und Schlafeffizienz, und übertragen Sie die Ergebnisse in Ihr Verlaufsprotokoll. Bei vielen Teilnehmenden beginnen sich mit zunehmender Dauer des Schlaftrainings mehr und mehr Ausnahmen einzuschleichen: Am Wochenende mal eine halbe Stunde länger liegen bleiben oder abends schon mal etwas früher ins Bett gehen. Das ist verständlich, denn kein Mensch ist wie eine Maschine, die vorprogrammiert jeden Tag die gleichen Abläufe hat. Wenn Sie beginnen, sich solche Abweichungen von Ihrem Schlaffenster zu leisten, sollten Sie in der Anfangszeit anhand Ihrer Schlafprotokolle überprüfen, ob diese Abweichungen kurz- oder mittelfristig zu Verschlechterungen Ihrer Schlafeffizienz und dem Wiederauftreten von Ein- und Durchschlafstörungen beitragen. Wenn ja, war es offenbar für einen lockeren Umgang noch zu früh und Sie tun besser daran, die strikte Form des Schlaftrainings noch einige Zeit beizubehalten.

Ausbildung zur Expertin bzw. zum Experten in eigener Sache – Teil 7

Der letzte Teil der Ausbildung zur Expertin bzw. zum Experten beschäftigt sich mit der wichtigsten diagnostischen Methode der Schlafmedizin: Der Untersuchung im Schlaflabor. Für wen eine solche Untersuchung infrage kommt und was dabei passiert, erfahren Sie in Kapitel 13.

6.9 Die achte Woche des Schlaftrainings

Die Wochen des Schlaftrainings sind nun vorbei. Sie haben hoffentlich viele für Sie wichtige – wenn auch manchmal schwierige – Erfahrungen gemacht, die Sie auf Ihren Alltag übertragen sollen. Es liegt jetzt an Ihnen, ob die ersten Erfolge, die Sie in Ihrem Schlafverhalten erreicht haben, sich weiterhin stabilisieren bzw. vertiefen. Wir möchten Ihnen daher jetzt einige Empfehlungen zum weiteren Vorgehen für die nächsten Wochen geben.

Wie geht es weiter?

Versuchen Sie mit der Schlafkompression in der bisherigen Form mindestens weitere sechs Wochen fortzufahren. Berechnen Sie jede Woche Ihre Schlafeffizienz und legen Sie ein Schlaffenster für die kommende Woche fest. Dafür brauchen Sie natürlich weiterhin die Schlafprotokolle. Nach diesen sechs Wochen können Sie anfangen, auf die Selbstkontrolle durch die Schlafprotokolle zu verzichten. Sie sollten aber zwischendurch als Stichprobe Ihr Schlafverhalten unter die Lupe nehmen: Zum Beispiel, indem Sie an jedem ersten bis vierten Tag eines Monats Schlafprotokolle führen und die Schlafeffizienz berechnen.

Erst, wenn sich Ihr Schlafverhalten über einen Zeitraum von mindestens drei Wochen stabilisiert hat (Schlafeffizienz mindestens 85 %), können Sie das Vorgehen etwas lockern: Sie können z. B. nun von Ihrem Schlaffenster insgesamt 30 Minuten pro Nacht abweichen oder auch 15 bis 30 Minuten am Tag einen Kurzschlaf halten. Achten Sie aber darauf, dass sich die Bettliegezeit nicht allmählich wieder von alleine erhöht!

Sobald sich wieder verstärkte Schlafstörungen einstellen, kehren Sie zu der strengen Form der Schlafkompression für mindestens vier Wochen zurück. Sie sollten in den nächsten zwölf Monaten eine Bettliegezeit von sieben Stunden pro Nacht nicht überschreiten.

Rückfälle

Es ist nach wie vor wahrscheinlich, dass Ihr Schlaf sich kurzfristig verschlechtert, wenn Sie z. B. einer besonderen Belastung (Stress, Krankheit, Ärger, Sorgen, plötzliche Veränderungen des Alltags oder der Umgebung,

Feiertage mit „Ausrutschern“ usw.) ausgesetzt sind. Sie sollten – wie Sie inzwischen wissen – trotzdem kein Leben auf Sparflamme führen. Auch ohne besondere Belastung kann es passieren, dass sich Ihr Schlaf ohne für Sie erkennbaren Grund kurzfristig verschlechtert. In beiden Fällen ist nach zwei oder drei katastrophalen Nächten sehr schnell der Gedanke da: „Jetzt geht es wieder los“, und ehe Sie sich versehen, befinden Sie sich wieder in einem Teufelskreislauf. Sobald Sie dies bemerken, sollten Sie unbedingt zu der strengen Form der Schlafkompression zurückkehren. Je früher dies passiert, desto besser. Je nach Schwere des Rückfalls kann es aber durchaus wiederum einige Wochen dauern, bis sich Ihr Schlafverhalten erneut stabilisiert. Rückfälle sind aber bei Weitem keine Reinfälle! Je häufiger Sie solche Rückfälle meistern, indem Sie konsequent die Technik der Schlafkompression anwenden, desto leichter wird es Ihnen fallen, die Ruhe zu bewahren und gar nicht erst in den Teufelskreislauf zu geraten.

Das Wichtigste zum Schluss

Ein gestörter Nachtschlaf ist eine objektive Einflussgröße, die erheblich zu einer Beeinträchtigung Ihrer Lebensqualität beitragen kann. Chronische Schlafstörungen sind aber auch eine subjektive Größe. Je mehr Gewicht Sie der Nachtseite Ihres Lebens geben und je mehr Sie beginnen, Ihr Leben auf den Schlaf auszurichten, desto weniger wird der Schlaf zu Ihnen kommen und desto ärmer wird Ihr waches Leben sein. Wenn dieses Buch Ihnen auch nur in dem Sinne geholfen haben sollte, dass Sie in Ihrer Einstellung gegenüber dem Schlafen gelassener geworden sind, haben Sie bereits den ersten und wichtigsten Schritt gemacht.

In diesem Sinne wünschen wir Ihnen nicht „Schlafen Sie gut!“, sondern vielmehr: „Leben Sie gut!“.

Teil 3:
Ausbildung zur Expertin bzw. zum Experten in eigener Sache

7 Eine Reise durch die Nacht – Aufklärung über den Schlaf

Ein Drittel des Lebens verbringen wir schlafend. Umso erstaunlicher ist es, dass der Aufklärungsstand über die nächtlichen Vorgänge recht dürftig ist und häufig auf veralteten, abergläubischen Meinungen und Überlieferungen basiert. Spätestens, wenn der Schlaf nicht mehr selbstverständlich kommt oder aber sein erholsamer Charakter gestört wird, fangen wir an, uns ernsthaft darüber Gedanken zu machen, was sich eigentlich in der Nacht abspielen sollte und was einem offensichtlich fehlt. Es ist für Menschen mit Schlafstörungen sehr hilfreich, über die Natur des Schlafes Näheres zu erfahren und eventuelle Fehlinformationen zu korrigieren. Denn falsche Überzeugungen können nicht nur unnötige Ängste erzeugen, sondern auch die bestehenden Probleme nochmals verschlimmern. Auf den folgenden Seiten finden Sie daher die wichtigsten Informationen über die nächtlichen Vorgänge zusammengestellt. Es ist natürlich – wie üblich in den noch relativ jungen Wissenschaftszweigen – ein unvollständiges Bild. Der Bewusstseinszustand Schlaf wurde noch nicht endgültig enträtselt. Das bisherige Wissen reicht aber aus, damit Sie Ihre Schlafstörungen besser verstehen und beurteilen können.

7.1 Schlaf und Schlafkultur im Wandel der Zeit

Das Phänomen Schlafen hat die Menschheit seit den Anfängen beschäftigt und gleichzeitig fasziniert. Aus den Überlieferungen der Sagen, Märchen, Dichtung, Philosophie und Medizin können wir entnehmen, dass der Schlaf häufig als ein völlig inaktiver Zustand angesehen wurde, in dem alle Körper- und Bewusstseinsvorgänge „auf Null" gestellt werden. Man verglich daher den Schlaf mit dem Tod: In der griechischen Mythologie ist „Hypnos" – Gott des Schlafes – der Bruder des Todesgottes „Thanatos". Auch bei den Germanen waren Tod und Schlaf Geschwister – beide als „Sandmänner" bekannt. Für die Beurteilung unseres heutigen Schlafverhaltens und der sogenannten Schlafkultur sind einige historische Betrachtungen zu diesem Thema nicht nur amüsant. Sie zeigen zum Teil sehr deutlich, dass das „wie“, „wann“, „wo“ und „wie lange“ Schlafen im Laufe der Zeit starken Wandlungen und Veränderungen unterlagen. Möglicherweise tragen diese historischen Betrachtungen dazu bei, die eigenen Vorstellungen, die uns heute als selbstverständlich erscheinen, zu überdenken.

In unseren Breiten findet man in den meisten Wohnungen und Häusern separate Schlafzimmer. Das ist freilich eine relativ neue Errungenschaft, die erstmals an den königlichen Höfen eingeführt, später von den Adligen und dem Bürgertum übernommen wurde, und heute ihren vorläufigen Höhepunkt erreicht hat (wenn man sich z. B. das Angebot an Schlafzimmerausstattungen anschaut!). Das Schlafzimmer ist von einem offenen, gemeinschaftlichen Raum, den sich mehrere Menschen gleichzeitig teilten und der am Tage zu mehreren Zwecken diente, zu der behüteten Intimsphäre des Individuums geworden. Zwei Beispiele sollen dies verdeutlichen.

Frühere Schlafkulturen

Schlafgelegenheiten waren früher sogar in den Gaststätten Mangelware. So wird von deutschen Badeorten des 17. Jahrhunderts berichtet, dass aus Mangel an Schlafstellen die Hälfte der Gesellschaft nur bis Mitternacht schlief, während die andere Hälfte, die bis dahin ihren Vergnügungen nachging, später zur Ablösung erschien. Wäre für Sie ein solcher Kuraufenthalt heute vorstellbar?

Jenseits unseres Vorstellungsvermögens liegt auch die Schlafkultur der bretonischen Bauern aus dem 19. Jahrhundert: Alle Familienmitglieder und Bediensteten schliefen in einem großen Bett. Auch dem durchreisenden Besucher bot man ebenfalls gastfreundlich einen Platz in diesem gemeinsamen Bett an.

In früheren Zeiten war aber nicht nur der Schlafort, sondern auch die Schlafzeit weniger starr festgelegt als heute. Den Abbildungen des Mittelalters und den damaligen Kalendern der Feldarbeit können wir entnehmen, dass Menschen auf Feldern, neben Häusern oder direkt neben ihrem Arbeitsplatz tagsüber schliefen. Heute können wir solche Gewohnheiten z. B. noch in Indien beobachten. In der westlichen Industriewelt ist der Tagesschlaf zum Inbegriff der Faulheit geworden. Das elektrische Licht und die meistens unflexiblen Arbeitszeiten bestimmen seit ca. 100 Jahren unseren Schlaf-Wach-Rhythmus.

Der Mensch muss sich zwangsläufig einem bestimmten Rahmen anpassen. Doch wie viel Spielraum und Flexibilität innerhalb dieses Rahmens möglich ist bzw. anders ausgedrückt – worauf es innerhalb der gesellschaftlich vorgeschriebenen Schlafzeit ankommt – das sollen Sie in den nächsten Abschnitten erfahren.

7.2 Moderne Schlafforschung: Fakten über den Schlaf

In den letzten 60 Jahren haben wir mehr über den Schlaf erfahren als in den 6.000 Jahren davor. Zu diesem Fortschritt hat vor allem die erstmalige Erfassung und Aufzeichnung der Gehirnströme, das EEG (Elektroenzephalogramm), in den 1930er Jahren beigetragen. Die EEG-Analyse erlaubte es dem Wissenschaftler zu erkennen, wie aktiv das Gehirn gerade ist. Erst nach der Entdeckung des EEGs konnte bewiesen werden, dass Schlafen ein dynamischer Vorgang ist, eine spezielle Aktivität des Gehirns, die von komplizierten und präzise arbeitenden Mechanismen kontrolliert wird. Schlaf ist also alles andere als ein todesähnlicher Zustand. Der bisherige Fortschritt der Schlafforschung spiegelt sich am besten in der Gründung von sogenannten Schlaflaboren wider: In den letzten 20 Jahren fand im deutschsprachigen Raum eine rasante Verbreitung solcher spezialisierter schlafmedizinischer Zentren statt, in denen die nächtlichen Vorgänge genau aufgezeichnet und analysiert werden können.

7.2.1 Eine Nacht im Schlaflabor: Schlafstadien

Für die Analyse des Schlafes müssen Aufzeichnungen von mehreren Biosignalen des Körpers vorgenommen werden:

- der Gehirnströme: EEG (Elektroenzephalogramm),
- der Augenbewegungen: EOG (Elektrookulogramm),
- der Muskelspannung im Kinn: EMG (Elektromyogramm).

Anhand dieser drei Signalkurven kann man erkennen, dass sich der Schlaf in verschiedene Stadien einteilen lässt: Diese Stadien spiegeln unterschiedliche physiologische Körperzustände, aber auch jeweils verändertes Erleben wider. Heute geht man von vier Schlafstadien aus, die sowohl bei Menschen mit gesundem als auch bei Menschen mit gestörtem Schlaf Nacht für Nacht in jeweils unterschiedlicher Ausprägung vorkommen.

Stellen wir uns nun vor, dass im Untersuchungsraum eines Schlaflabors eine gesunde Testschläferin für die Schlafregistrierung vorbereitet wurde und bereits im Bett liegt. Auf ihrem Kopf und im Gesicht sind einige Elektroden befestigt: Sie sollen die für die Schlafanalyse notwendigen Biosignale des Körpers auffangen und weiterleiten. In einem benachbarten Raum steht das Gerät (ein sogenannter Polysomnograph), welches in der Lage ist, diese aufgefangenen Signale um ein Vielfaches zu verstärken und grafisch auf einem Bildschirm darzustellen. Für Schlafforschende ist es jedes Mal aufs Neue ein faszinierendes Mysterium, die sich im Schlaf verändernden Kurven zu beobachten und zu analysieren. Wie sehen nun die Vorgänge während einer Nacht im Einzelnen aus?

Wachzustand

Am Anfang der Nacht, wenn der Schlaf noch nicht eingetreten ist und die Testschläferin entspannt bei ausgeschaltetem Licht im Bett liegt, zeigt sich im EEG ein für den entspannten Wachzustand typischer Alpha-Rhythmus (siehe hierzu Tabelle 2). Das EOG ist unruhig, denn die Augen bewegen sich noch, das EMG weist eine hohe Muskelspannung auf.

Stadium 1: Das Einschlafstadium

Nach einer gewissen Zeit (es sind bei einem schlafgesunden Menschen in der Regel Minuten) setzt das Einschlafstadium ein. Im EEG wird der Alpha-Rhythmus des wachen Gehirns allmählich durch langsamere, kleinere Theta-Wellen abgelöst (siehe Tabelle 2, S. 111/112). Das EOG zeigt pendelförmige, rollende Augenbewegungen an, die den Schlafforschenden eindeutig signalisieren: Der Einschlafvorgang wird eingeleitet. Dieses Stadium 1 ist ein Übergangsstadium zwischen Wachen und Schlafen, welches durch bizarre Bilder und Gedanken begleitet werden kann (sogenannte „hypnagoge" Halluzinationen). Subjektiv entspricht diesem Stadium das Gefühl des Dösens. Nicht selten schreckt man aus diesem nur sehr kurz andauernden Stadium auf, ohne genau sagen zu können, ob man bereits geschlafen hatte oder nicht. Das Bewusstsein ist hier nämlich noch bei Weitem nicht abgeschaltet. Kurze, abrupte Muskelzuckungen und manchmal auch das Gefühl, plötzlich in die Tiefe zu stürzen, sind weitere harmlose Merkmale dieses Übergangsstadiums. 10 % der Nacht verbringt der Mensch im Zustand des Wachens und im Stadium 1.

Stadium 2: Der leichte Schlaf

Nach einigen Minuten im Stadium 1 verändert sich das Hirnstrombild wieder: Es erscheinen höhere EEG-Wellen, die von sporadisch auftretenden, raschen Wellen – sogenannten „Schlafspindeln" – überlagert werden. Zwischendurch treten im Kurvenbild des Stadiums 2 vereinzelte, hohe und langsame Ausschläge auf (sogenannte „K-Komplexe"; der Name kommt daher, dass man mit viel Fantasie bei dieser markanten Figur den Buchstaben K entdecken kann). Die Augen sind in diesem Stadium bereits ruhig und die Augenlider sind aktiv geschlossen. Der Muskeltonus hat sich gegenüber dem Wachsein deutlich verringert. Der Organismus beginnt, sich nach außen hin abzuschirmen. Inzwischen gehen fast alle Schlafforschenden davon aus, dass dieses Stadium als der eigentliche Schlafbeginn angesehen werden kann. Aber auch in diesem Stadium ist man vom Bewusstsein her noch nicht „ganz weg". Dies zeigt sich z.B. ganz deutlich daran, dass man hier – auch als normal schlafender Mensch – relativ leicht weckbar ist. Schlafgestörte Menschen behaupten häufiger, wenn sie aus Stadium 2 aufwachen, noch gar nicht geschlafen zu haben. Ihre häufig grüblerischen Gedanken laufen offenbar auch noch während des Schlafens selbstständig weiter. In diesem leichten Schlafstadium verbringt man ungefähr die Hälfte der gesamten Schlafzeit.

Der Tiefschlaf (früher: Stadium 3 und 4)

Wenn die Nacht weiter voranschreitet, verändert sich das Kurvenbild der Gehirnströme noch stärker. Die EEG-Wellen werden immer höher und langsamer. Die Augen sind ganz ruhig, der Muskeltonus signalisiert tiefe Entspannung, der Blutdruck fällt ab, Atmung und Herzschlag werden langsamer. In diesem Stadium ist die Weckschwelle ziemlich hoch, und die Körperfunktionen sind insgesamt auf Sparflamme bzw. Regeneration eingestellt. Man kann es u.a. daran sehen, dass im Tiefschlaf vermehrt Wachstumshormone ausgeschüttet werden. Offenbar ist der Tiefschlaf an der körperlichen Erholung maßgeblich beteiligt. Früher wurde der

Tiefschlaf quantitativ in Stadium 3 und 4 unterteilt. Stadium 3 bezeichnete den noch leichteren Tiefschlaf.

Das Bewusstsein ist aber auch im Tiefschlaf nicht ganz abgeschaltet. Bedeutsame, lebenswichtige Signale von außen werden durchaus registriert und führen zum Aufwachen. Besonders deutlich wird dies am Beispiel des sogenannten „Ammenschlafs“: Eine Mutter – egal wie tief sie schläft – wacht beim leisesten Wimmern ihres Babys aus jedem Schlafstadium auf. Wesentlich lautere, aber unwichtige Geräusche (z. B. ein vorbeifahrender LKW) lassen sie hingegen weiterschlafen. Faszinierend sind Studienergebnisse, bei denen man junge gesunde Schlafende aus dem Tiefschlaf weckte: 40 % gaben an, noch gar nicht geschlafen zu haben. Auch bei gesunden Schlafenden ist offenbar die Wahrnehmung des Schlafzustandes nicht immer eindeutig, da das Gehirn nie ganz abschaltet. Der erwachsene Mensch verbringt ungefähr 20 % der Nacht in diesem Stadium. Im Alter nimmt dieser Anteil weiter ab. Sie sehen also, dass der häufige und verständliche Wunsch vieler schlafgestörter Menschen, endlich mal eine ganze Nacht tief und fest zu schlafen, in der gesunden Schlafphysiologie gar nicht vorgesehen ist.

Stadium REM: Der Traumschlaf

80 bis 100 Minuten nach dem Einschlafen endet der Tiefschlaf ziemlich abrupt, meistens begleitet von einer Veränderung der Körperstellung. Nach dieser kurzen Bewegungsepisode folgt einige Minuten lang wiederum das Stadium 2. Doch plötzlich, innerhalb von Sekunden, verändert sich das Kurvenbild nochmals vollständig. Ein neues Schlafstadium kündigt sich an: Die Muskelspannung verschwindet fast völlig, die Gehirnströme sind, ähnlich wie beim Einschlafen, klein und schnell. Im EOG treten vereinzelte oder ganze Salven rascher Augenbewegungen auf (daher die Bezeichnung REM = Rapid Eye Movement). Die vorherige vegetative Ruhe ist vorbei: Herzschlag, Blutdruck und Atmung werden schneller und unregelmäßiger. Bei einem Mann kommt es mit jeder REM-Phase zu einer Erektion, bei einer Frau zu einer Zunahme der klitoralen Durchblutung. Der erwachsene Mensch verbringt ungefähr 20 % seiner Schlafzeit in diesem Stadium. Bei Säuglingen und Kleinkindern ist es wesentlich mehr.

Der REM-Schlaf wird auch als Traumschlaf bezeichnet: Wenn man aus diesem Stadium nämlich geweckt wird, berichtet man in 80 % der Fälle, geträumt zu haben. Nicht zuletzt deswegen übte diese Phase große Faszination auf die Schlafforschenden aus. Man stellte auch bald fest, dass die merkwürdige, extreme Erschlaffung der Skelettmuskulatur aktiv vom Gehirn gesteuert wird. Ohne sie würde die schlafende Person alle geträumten Bewegungen auch tatsächlich ausführen. Das hätte natürlich verhängnisvolle Folgen. Von daher sorgt unser Gehirn dafür, dass wir im REM-Schlaf mehr oder weniger wie gelähmt sind (deswegen das Gefühl in einigen Alpträumen, weglaufen zu wollen, aber nicht von der Stelle zu kommen). Das berüchtigte Schlafwandeln tritt hingegen nicht während des REM-Schlafes, sondern während der Tiefschlafphasen auf. Über die Rolle der merkwürdigen rapiden Augenbewegungen ist man sich bis heute in der Schlafforschung noch nicht ganz einig: Die naheliegende Vermutung, dass dadurch die Traumbilder verfolgt werden, stellte sich als zu einfach dar. Viele Ergebnisse bestätigen Zusammenhänge zwischen dem REM-Schlaf, der Gedächtnisfestigung und der Stimmung. Aber auch hier ist die Diskussion in der Schlafforschung noch nicht endgültig abgeschlossen.

Zusammenfassend können wir also festhalten, dass die gesunde, natürliche Schlafphysiologie eines Menschen durch das Auftreten verschiedener Schlafstadien mit jeweils unterschiedlichen Merkmalen, Ausprägungen und Bedeutungen für den Organismus gekennzeichnet ist. Tabelle 2 stellt die bisherigen Informationen kurz zusammen.

Tabelle 2: Übersicht über die verschiedenen Schlafstadien

Stadium	Hirnstromwellen (EEG)	Augenmuskeln (EOG)	Kinnmuskel (EMG)	Prozent vom Gesamtschlaf
Wach	Alpha- (8–13 Hz) und Betawellen (15–35 Hz)	rasche Augenbewegungen	wechselnde Muskelspannung	5 %
Stadium 1	Alpha-, Beta- und Thetawellen (4–7 Hz)	langsame, rollende Augenbewegungen	Muskelspannung geringer als im Wachzustand	5–10 %
Stadium 2	Schlafspindeln (12–14 Hz) und K-Komplexe	keine Augenbewegungen	Muskelspannung geringer als im Wachzustand	50 %

Tabelle 2: Fortsetzung

Stadium	Hirnstromwellen (EEG)	Augenmuskeln (EOG)	Kinnmuskel (EMG)	Prozent vom Gesamtschlaf
Tiefschlaf	Deltawellen (1–4 Hz)	keine Augenbewegungen	Muskelspannung geringer als im Wachzustand	20 %
REM	Beta-Muster mit Alpha- und Thetawellen	rasche Augenbewegungen	Muskelspannung auf Null, gelegentliche Zuckungen	20–25 %

7.2.2 Schlafarchitektur

Nicht nur das richtig aufgeteilte Vorkommen der Schlafstadien ist für einen erholsamen Schlaf wichtig. Auch die zeitliche Reihenfolge bzw. die Anordnung, in welcher die Stadien in der Nacht vorkommen, ist dabei von entscheidender Bedeutung. Die Abbildung 7 (in der Schlafforschung „Hypnogramm" genannt) zeigt einen zwar idealisierten, doch für einen gesund schlafenden Menschen typischen Ablauf der Nacht (das sogenannte „Schlafprofil") mit dem dazugehörigen Wechselspiel der unterschiedlichen Schlafphasen (das Wechselspiel wird in der Schlafforschung als „Schlafarchitektur" bezeichnet).

Sie können auf dem Schlafprofil das Auf- und Absteigen einer Schlaftreppe verfolgen: Jede Treppenstufe entspricht einem Schlafstadium. Nach dem Einschlafen (Stadium 1) schreitet man über Stadium 2 in den Tiefschlaf. Nach ca. 90 (±10) Minuten tritt dann die erste REM-Episode auf (schwarzer Balken auf der Grafik): Der erste Schlafzyklus ist abgeschlossen. Im weiteren Verlauf der Nacht schließen sich nun weitere Abfolgen solcher Schlafzyklen an, die jeweils 90 bis 120 Minuten dauern. Die Schlafstadienanteile verschieben sich im Laufe der Nacht innerhalb der Zyklen: Zu Beginn der Nacht dominiert der Tiefschlaf und die ersten REM-Schlafphasen sind relativ kurz. Gegen Ende der Nacht verschwindet der Tiefschlaf fast vollständig und die REM-Schlafphasen nehmen an Dauer zu. In der zweiten Nachthälfte werden die Körperbewegungen häufiger, die Weckschwelle beginnt zu sinken, die Körpertemperatur

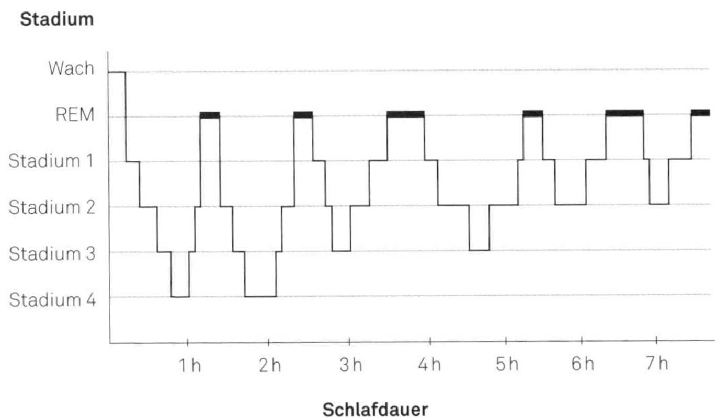

Abbildung 7: Das (idealisierte) Schlafprofil einer Nacht

steigt an, die sogenannten „Stresshormone" werden vermehrt ausgeschüttet. Kurzum: Der Organismus bereitet sich auf das Aufwachen vor. Es ist auch einleuchtend, dass man gegen Morgen nicht aus dem tiefen Schlaf aufwachen sollte – man würde dann nämlich enorme Anlaufprobleme am Anfang des Tages haben.

Wir haben Sie am Anfang des Abschnittes darauf hingewiesen, dass das abgebildete Schlafprofil – aus Anschauungsgründen – sehr idealisiert ist. Was bei jedem Menschen mit gesundem Schlaf in der Nacht in der Realität vorkommt, sehen Sie in der Abbildung 8. Sie können auch hier den Treppenverlauf beobachten. Sie sehen aber deutlich, dass dieser Verlauf nicht so glatt ist und durch etliche kurze Wachepisoden unterbrochen wird.

Diese kurzen, häufig nur eine Minute dauernden Aufwachphasen sind ganz normal (sie nehmen übrigens im Alter zu), werden aber – wenn sie eine bestimmte Zeitgrenze nicht überschreiten (ca. vier Minuten) – am nächsten Morgen nicht erinnert. Gerade in der zweiten, ohnehin weniger tiefen Schlafhälfte erleben schlafgestörte Menschen das häufige Kurzerwachen und die dazwischen liegenden Leichtschlafphasen als durchgehende Wachperiode. Oft reicht dann aber auch schon die Sorge und der Ärger darüber, wieder wachgeworden zu sein, aus, dass aus dem kurzen Aufwachen tatsächlich eine längere Wachphase wird.

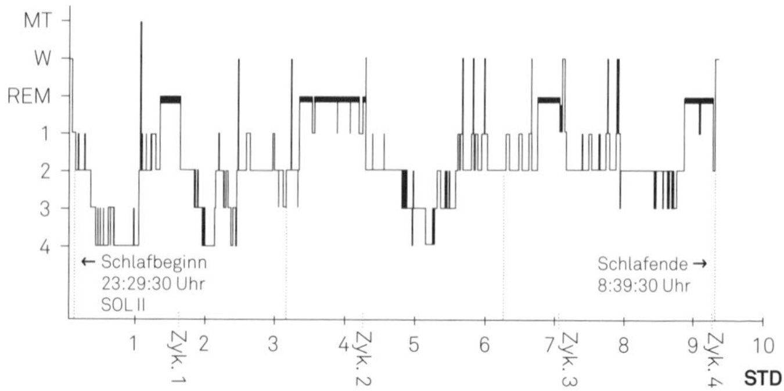

Abbildung 8: Das reale Schlafprofil eines jungen Erwachsenen (aus Kummer & Gündel, 1993)

Zusammenfassend kann man hier festhalten, dass der erholsame Schlaf durch das zeitlich entsprechend geordnete Auftreten der vier Schlafstadien gekennzeichnet ist. Kurze Aufwachepisoden sind dabei ganz natürlich. Im Folgenden sind die wichtigsten falschen Annahmen und die jeweilige korrekte Aussage über den Schlaf zusammengefasst.

Schlafmythen

Mythos: Der Schlaf verläuft nach dem Einschlafen gradlinig abfallend bis zu seinem tiefsten Punkt, um dann langsam bis zum Erwachen am Morgen wieder anzusteigen.
Richtig: Schlaf ist ein aktiver, in 90-Minuten-Zyklen ablaufender Prozess.

Mythos: Die ganze Nacht muss aus Tiefschlaf bestehen.
Richtig: Tiefschlaf findet sich nur in der ersten Hälfte der Nacht und macht insgesamt nur 15 bis 25 % der Nacht aus. 50 % der Nacht bestehen aus Leichtschlaf.

Mythos: Wer gut schläft, wacht nachts nicht auf.
Richtig: Mehrmaliges Aufwachen gehört zu einem gesunden Schlaf und ist physiologisch sinnvoll.

Mythos: Nach einer schlechten Nacht muss der Schlaf in der darauffolgenden Nacht nachgeholt werden, d.h., man muss länger schlafen.
Richtig: Der Körper reguliert einen Schlafverlust durch die Schlafqualität und nicht durch die Schlafquantität.

Mythos: Regelmäßiger nächtlicher Schlaf ist lebensnotwendig – Schlafstörungen sind katastrophal.
Richtig: Regelmäßiger Schlaf ist wichtig, aber verpasster Schlaf ist unschädlich und hat tatsächlich nur wenig Konsequenzen für die Leistungsfähigkeit am Tage. Schlafstörungen sind unangenehm, aber kein Grund zur Panik.

Mythos: Das Befinden am Tage ist ausschließlich von der Qualität des Nachtschlafes abhängig. Wenn ich nachts schlecht geschlafen habe, muss ich mich tagsüber schonen.
Richtig: Das Befinden am Tage ist von einer Vielzahl von Faktoren abhängig. Schlechter Schlaf kann schnell zur Ausrede dafür werden, dass man sich schlecht fühlt. Ausreichende Tagesaktivität stellt eine notwendige Bedingung für einen gesunden Nachtschlaf dar.

Mythos: Der Schlaf vor Mitternacht ist der beste.
Richtig: Frühes Zubettgehen führt in der Regel zu frühem Erwachen. Das erste Drittel des Schlafes mit seinem überwiegenden Tiefschlafanteil tritt unabhängig vom Einschlafzeitpunkt auf.

Mythos: Acht Stunden Schlaf sind notwendig, um erholt zu sein.
Richtig: Die Schlafdauer ist individuell sehr unterschiedlich. Es gibt Kurzschlafende, die mit nur vier bis fünf Stunden Schlaf pro Nacht auskommen. Auch Menschen mit einem „normalen“ Acht-Stunden-Schlaf können häufig ihre Schlafdauer relativ unproblematisch auf sechs Stunden verkürzen.

8 Wie viel Schlaf braucht der Mensch?

Eine Frage, die sich den meisten von Schlafstörungen Betroffenen jeden Morgen erneut stellt, lautet: „Wie viele Stunden habe ich nun heute Nacht geschlafen?“ oder „Wie viele Stunden habe ich während der langen Bettliegezeit dieses Mal zusammenkratzen können?“. Die Zauberformel von acht Stunden Schlaf als Garant einer erholsamen Nacht werden Sie von Schlafexpert:innen nicht hören. Zwar schlafen ca. 50 % der schlafgesunden Bevölkerung laut Umfragen tatsächlich im Durchschnitt sieben Stunden, aber es gibt auch viele Menschen mit geringerem oder höherem Schlafbedürfnis (siehe Abbildung 9).

Interessanterweise zeigen mehrere Studien eine höhere Sterblichkeitsrate für Menschen, die weniger als diese sieben Stunden Schlaf bekommen. Aber auch diejenigen, die deutlich mehr als sieben Stunden schlafen, versterben früher. Offenbar trifft für Schlaf das Prinzip „Mehr ist besser“ nicht zu. Was sagen solche Statistiken über den einzelnen Menschen aus? Muss man beunruhigt sein, wenn man im Durchschnitt mit sechs Stunden gut auskommt oder umgekehrt eher acht oder neun Stunden Schlaf braucht? Sicherlich nicht! Denn solche Statistiken liefern immer nur Durchschnittswerte, die mit den Bedürfnissen eines individuellen Organismus nichts zu tun haben. Wir wissen heute, dass das in-

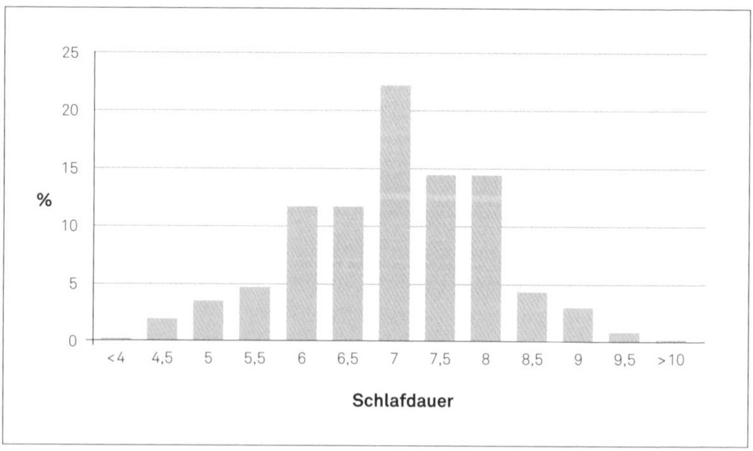

Abbildung 9: Die Verteilung der Schlafdauer in der Bevölkerung

dividuelle Schlafbedürfnis überwiegend genetisch bedingt ist. Wie viel Schlaf jemand braucht, hängt aber auch von weiteren Faktoren wie Alter, Jahreszeit und aktuellen Belastungen ab.

8.1 Schlafveränderungen im Alter

Während Neugeborene noch bis zu 20 Stunden des Tages schlafend verbringen können, sinkt das Schlafbedürfnis im Laufe der Kindheit und Jugend auf sieben bis acht Stunden. Ab dem fünften Lebensjahrzehnt kann die Schlafdauer weiter abnehmen. Nicht nur die absolute Schlafdauer, auch die Schlafarchitektur verändert sich erheblich im Alter: So wird der Anteil des Tiefschlafs und auch des REM-Schlafs geringer (bei einigen älteren Menschen fehlt der Tiefschlaf fast vollständig) und die Aufwachhäufigkeit nimmt zu (siehe Abbildung 10).

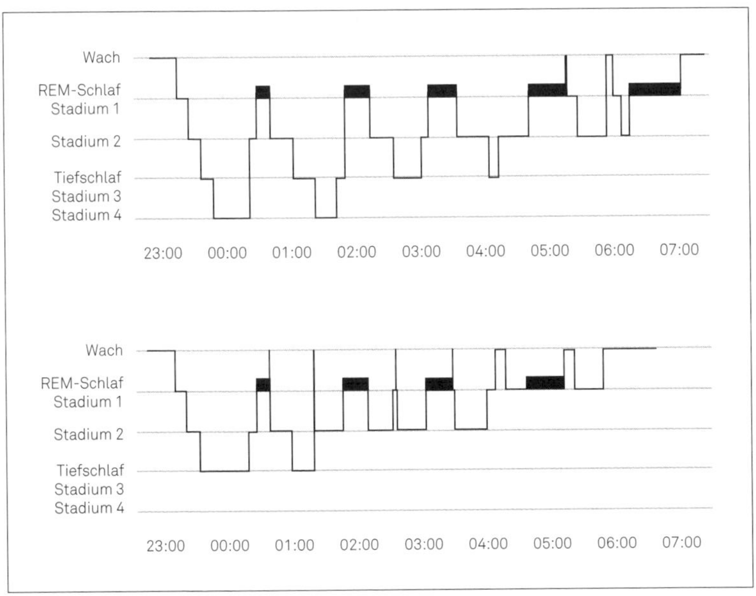

Abbildung 10: Schematische Darstellung des Schlafprofils bei einem jungen Menschen (oben) im Vergleich zu dem eines älteren Menschen (unten)

Die ersten Verschleißerscheinungen im Schlaf zeigen sich bereits zwischen dem 30. und 40. Lebensjahr. Hier wird bereits vielen Menschen das erste Mal bewusst, dass sie ein- oder zweimal nachts kurz wach werden. Bei Frauen führen im weiteren Lebensverlauf die hormonellen Veränderungen im Rahmen der Wechseljahre und die damit einhergehenden nächtlichen Störungen durch Schweißausbrüche u. Ä. zu einer weiteren Fragmentierung des Nachtschlafes.

Der Schlaf wird also mit zunehmendem Alter insgesamt brüchiger und oberflächlicher. Zugleich neigen ältere Menschen, weil ihr Schlaf-Wach-Rhythmus sich vorverlagert, zunehmend zu einem früheren Erwachen. Das Bedürfnis, tagsüber ein Nickerchen zu halten, wächst. Kein Wunder, dass der Schlaf zunehmend als ein Problem erlebt wird. Dabei handelt es sich um typische, biologisch bedingte Prozesse, jedoch nicht um eine krankhafte Erscheinung. Auch in diesem Punkt haben allerdings Forschungsergebnisse gezeigt, dass man selbst in einen solchen Veränderungsprozess (ähnlich wie z. B. hinsichtlich der körperlichen Fitness) eingreifen kann. Ältere Menschen, die körperlich aktiv und geistig wach bleiben, ihren Tagesablauf durch Unternehmungen gut ausfüllen, sich Ziele und Aufgaben setzen, schlafen besser als Gleichaltrige mit einem passiven, langweiligen, auf Sparflamme eingestellten Tag.

8.2 Jahreszeit

Die längere Dunkelheitsperiode im Winter führt auch körperlich zu Veränderungen, die eigentlich mit einem etwas längeren Schlafbedürfnis einhergehen. Ursächlich daran ist, dass die längere Dunkelheit zu einer vermehrten Ausschüttung von Melatonin im Gehirn beiträgt. Melatonin bewirkt als wichtiges Hormon des Schlaf-Wach-Rhythmus, dass wir im Winter früher müde werden und morgens langsamer aktiv werden. In den meisten modernen Industriegesellschaften wird aber auf solche natürlichen Bedürfnisse wenig Rücksicht genommen: Die Arbeitszeiten – und daran gekoppelt die Schlafzeiten – sind hier im Sommer wie im Winter annähernd gleich.

8.3 Aktuelle Belastungen

Belastungssituationen oder schlichtweg „Stress“ können sich unterschiedlich auf das Schlafbedürfnis auswirken. Unter moderaten Belastungen findet man in der Regel eine leichtgradige Zunahme des Schlafbedürfnisses. Starke und vor allem länger anhaltende Belastungen führen hingegen nicht nur zu einer Abnahme der Schlafdauer, sondern oft auch zu Schlafstörungen. Die Ursache hierfür liegt in der Art und Weise, wie der Körper auf Belastungen reagiert. Interessanterweise schüttet der Körper ausgerechnet im letzten Nachtdrittel, also in den frühen Morgenstunden, die größten Mengen an Stresshormonen im Laufe des 24-Stunden-Tages aus. Wahrscheinlich soll dieser Mechanismus den Organismus für die bevorstehende Wachperiode schon optimal „vorheizen“. Bei starken oder länger anhaltenden Stressbelastungen im Alltag führt dieser Mechanismus aber dazu, dass das Stressregulationssystem überreagiert: Die betroffene Person wird vorzeitig wach und kann nicht wieder einschlafen. Dieses Früherwachen mit einer maximalen Konzentration an Stresshormonen im Blut ist meistens verbunden mit entsprechend negativen Grübeleien und entsprechend unangenehmen Gefühlen. Gleichzeitig bewirkt aber der dadurch verursachte Schlafmangel eine Zunahme der Stresshormonkonzentration in den Abendstunden. Zusätzliche Einschlafstörungen sind die Folge und die Schlafdauer nimmt weiter ab.

8.4 Kurz- und langschlafende Menschen

Wie die Abbildung 9 (S. 116) zeigt, gibt es auch Menschen, die sich bereits nach vier bis fünf Stunden erholt und frisch fühlen, während Langschlafende erst nach neun oder zehn Stunden subjektiv zufrieden sind.

Für die Schlafmedizin besonders faszinierend war der direkte Vergleich von Kurz- und Langschlafenden im Schlaflabor. Dabei stellte man fest: Kurzschlafende Menschen bekommen in der knappen Zeit, die sie im Bett verbringen, genau die gleiche Tiefschlafmenge wie langschlafende Menschen (siehe Abbildung 11). Mehr Schlaf bedeutet nämlich nicht automatisch mehr Qualität. Ganz im Gegenteil: Langschlafende haben nicht nur häufiger Probleme, einzuschlafen. Sie werden nachts auch häufiger wach und verbringen viel Zeit im oberflächlichen Leichtschlaf. Ihr Schlaf

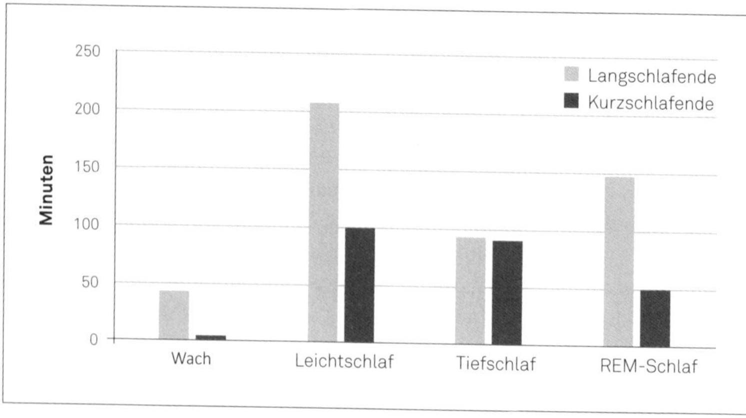

Abbildung 11: Der Vergleich von kurz- und langschlafenden Menschen im Schlaflabor zeigt: Beide bekommen die gleiche Menge an Tiefschlaf

ist insgesamt brüchiger und weniger erholsam. Nicht die Anzahl der Stunden entscheidet also über die Erholsamkeit des Schlafes, sondern seine Stabilität und Kontinuität.

8.5 Kann man lernen, mit weniger Schlaf auszukommen?

Schlafforschende haben versucht, systematisch der Frage nachzugehen, wie viel Stunden Schlaf der Mensch wirklich braucht, um gut zu funktionieren. Dabei haben gesunde Versuchspersonen unter kontrollierten Bedingungen ihre Schlafdauer über mehrere Wochen reduziert. Die Forschenden interessierten dabei Veränderungen in den biologischen Maßen und in der Leistungsfähigkeit der Versuchspersonen nach einer solchen freiwillig praktizierten Schlafreduktion. Es stellte sich heraus, dass ein Mensch, der normale acht Stunden schläft, auch mit fünf bis sechs Stunden Schlaf pro Nacht auskommen kann. Fünf bis sechs Stunden Schlaf pro Nacht auf Dauer – bei einem regelmäßigen Schlaf-Wach-Rhythmus und einer gesunden Lebensweise – führen bei den meisten Menschen zu keinen gravierenden irreversiblen körperlichen Veränderungen oder

Schäden. Auch die Leistungsfähigkeit ist nur geringfügig beeinträchtigt. Man konnte in diesen Schlafreduktionsexperimenten auch beobachten, dass ein verkürzter Schlaf an Qualität gewinnt. Der biologisch notwendige Tiefschlaf bleibt bei einer Reduktion des Schlafes auf ca. fünf Stunden vollständig erhalten (und nimmt sogar teilweise zu). Die leichten Schlafstadien und die Phase REM dagegen werden verkürzt. Der Einschlafvorgang erfolgt um ein Vielfaches schneller und die nächtlichen Schlafunterbrechungen werden weniger. Der Mensch schläft effektiver. Ein weiteres wichtiges Ergebnis der Studien zur systematischen Schlafverkürzung war: Auch nach Abschluss der Untersuchung blieben viele Versuchspersonen freiwillig bei einer insgesamt reduzierten Schlafdauer. Zwar waren sie nicht zu Fünf-Stunden-Schläfer:innen geworden, aber die meisten, die vorher im Mittel acht Stunden geschlafen hatten, begnügten sich von da an mit sieben Stunden.

9 Schlafen und Wachen als biologischer Rhythmus

„Der Schlaf ist für den ganzen Menschen, was das Aufziehen für die Uhr.“
(A. Schopenhauer)

9.1 Die „innere Uhr“

Neben dem Schlafdruck, der mit zunehmender Wachdauer ansteigt, wird das Schlafen und Wachen durch eine zweite Gesetzmäßigkeit bestimmt: Die sogenannten „biologischen Rhythmen“ bzw. die „innere Uhr“. Dass Tiere und Pflanzen einen eigenen Biorhythmus haben, ist schon lange bekannt. Bestimmte Pflanzenarten heben und senken z.B. rhythmisch in einem 24-Stunden-Takt ihre Blätter. Sie tun dies auch dann, wenn man sie vollständig isoliert von der Umwelt in einem schwarzen Kasten hält. Um auch bei Menschen die Existenz einer solchen inneren Uhr nachzuweisen, musste man Experimente machen, in denen man Menschen auf ähnliche Art und Weise isolierte. In den 1960er Jahren begann der deutsche Forscher Jürgen Aschoff mit solchen Versuchen. Seine Versuchspersonen mussten alleine über Wochen isoliert in einem schalldichten Bunker unter der Erde leben. Zu keiner Zeit wussten sie, wie spät es draußen war. Unter diesen Bedingungen lässt sich beweisen, dass auch der Mensch nach einem eigenen Rhythmus tickt. Allerdings geht seine innere Uhr nicht genau in einem 24-Stunden-Takt, sondern in der Regel etwas länger. Sie muss also jeden Tag wieder auf den 24-Stunden-Takt der Umwelt zurückgestellt werden. Das geschieht vor allem dadurch, dass das Gehirn eine Information darüber bekommt, ob es draußen hell oder dunkel ist. Nicht umsonst sitzt die Gehirnregion, die den biologischen Takt vorgibt, oberhalb der Stelle, wo sich beide Sehnerven kreuzen. Wer zu wenig Tageslicht bekommt, gerät also leichter aus dem Takt bzw. seine innere Uhr läuft nicht mehr synchron mit der Umwelt.

Das Wirken der inneren Uhr kann man aber auch ohne aufwendige Experimente an sich selber beobachten: Wahrscheinlich haben Sie schon einmal festgestellt, dass Ihre Müdigkeit am Tage – unabhängig von der Qualität der vorausgehenden Nacht – doch gewissen tageszeitlichen Schwankungen unterliegt. Selbst nach einer völlig schlaflosen Nacht werden Sie z.B. bemerken, wie die quälende Müdigkeit am Morgen in den Vormittagsstunden verschwindet und am Nachmittag verstärkt wiederkehrt. Auch der Umstand, dass man häufig immer zur gleichen Zeit wach wird bzw. einige Menschen sogar ganz ohne Wecker immer pünktlich zu einem bestimmten Zeitpunkt morgens erwachen können, ist auf diese inneren Uhren in unserem Gehirn zurückzuführen. Noch deutlicher spürbar wird die innere Uhr, wenn Sie durch eine Fernreise eine Zeitlang unter einem sogenannten „Jetlag“ leiden.

In der Schlafmedizin misst man den inneren Rhythmus meistens anhand der Körpertemperatur. Die Körpertemperatur schwankt im Laufe eines 24-Stunden-Tages um ca. ±1 Grad Celsius (siehe Abbildung 12). Wenn wir morgens aufwachen, ist sie noch relativ niedrig. Im Laufe des Tages steigt sie an und erreicht am Nachmittag ihren Höhepunkt. Am Abend beginnt sie allmählich wieder zu sinken und hat in den frühen Morgenstunden ihren tiefsten Punkt.

Die innere Uhr, die unseren Temperaturrhythmus steuert, bestimmt auch maßgeblich unseren Schlaf-Wach-Rhythmus. Immer dann, wenn die Temperaturkurve am Abend zu sinken beginnt, werden wir müde. Steigt sie am Morgen wieder an, wird der Organismus wieder aktiviert und wir

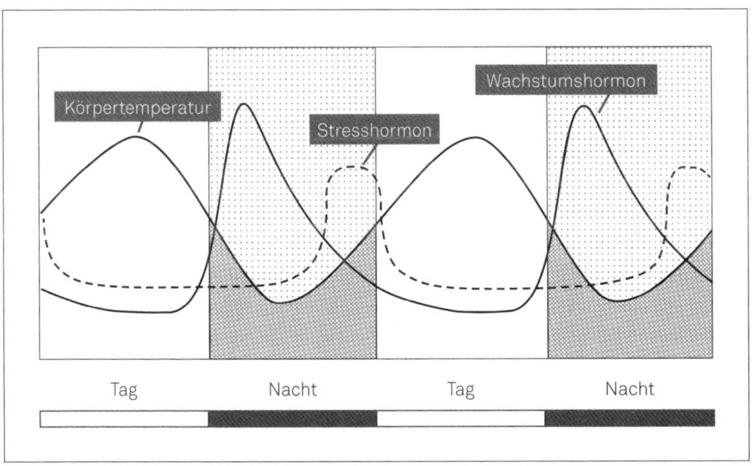

Abbildung 12: Innere Uhren steuern das Auf und Ab unserer verschiedenen biologischen Rhythmen (hier dargestellt der Rhythmus der Körpertemperatur, der Wachstumshormon- und Stresshormonfreisetzung). Sie bestimmen maßgeblich unser Erleben und Verhalten.

erwachen. Wer also z. B. nach einer Party erst in den frühen Morgenstunden zu Bett geht, darf sich nicht wundern, wenn er schon nach sehr kurzer Zeit wieder wach wird. Obwohl er nur wenige Stunden geschlafen hat, hindert die am Morgen ansteigende Temperatur und die übrige biorhythmisch bedingte Aktivierung des Körpers, dass er ausschlafen kann. Auch der Versuch, früher ins Bett zu gehen, um quasi vorzuschlafen, scheitert in aller Regel daran, dass der Körper vor dem normalen Zubettgehzeitpunkt noch viel zu aktiviert bzw. „auf zu hoher Betriebstemperatur" ist, um in den Schlaf zu finden. Der Tiefpunkt der biologischen Rhythmik in der Nacht bzw. den frühen Morgenstunden erklärt mit, warum man sich – wenn man hier vorzeitig wach wird – besonders schlecht fühlt.

9.2 Abend- und Morgenmenschen

Für einige Menschen ist diese enge Kopplung zwischen Temperaturrhythmus und Schlaf-Wach-Rhythmus nicht unproblematisch: Bei den sogenannten Abendmenschen oder „Eulen" erreicht die Temperatur erst ein bis zwei Stunden später am Tage ihr Maximum und fällt dann nur sehr langsam ab. Sie können in den Abendstunden häufig besonders gut noch arbeiten, haben aber Probleme, weil sie nur langsam müde werden. Könnten diese Menschen ihrem eigenen Rhythmus folgen, würden sie wahrscheinlich erst weit nach Mitternacht zu Bett gehen. Wenn sie jedoch am Morgen um 7 Uhr aufstehen müssen, hat ihre Körpertemperatur gerade erst ihr Minimum überschritten. Entsprechend fühlen sie sich „im Keller", haben Anlaufprobleme, sind Morgenmuffel und auch der Appetit will sich erst so recht nach einigen Stunden einstellen. Umgekehrt können Morgenmenschen oder sogenannte „Lerchen" besonders gut am Vormittag arbeiten, weil ihre Temperatur schon früh angestiegen ist. Im Gegensatz zu Abendmenschen haben „Lerchen" das Problem, dass ihre Temperaturkurve früher am Nachmittag bereits ihr Maximum erreicht und am Abend schnell und steil absinkt (siehe Abbildung 13). Entsprechend plötzlich werden sie am Abend müde und „es ist dann mit ihnen nicht mehr viel anzufangen". Eulen neigen entsprechend ihrer Natur zu Einschlafstörungen, Lerchen umgekehrt zu Durchschlafstörungen bzw. Früherwachen.

Neben den biologischen Rhythmen, die in einem ungefähren 24-Stunden-Takt schwingen, gibt es auch solche, die einen kürzeren Takt aufweisen. Ein Beispiel ist der 90-Minuten-Rhythmus, der die innere Abfolge von

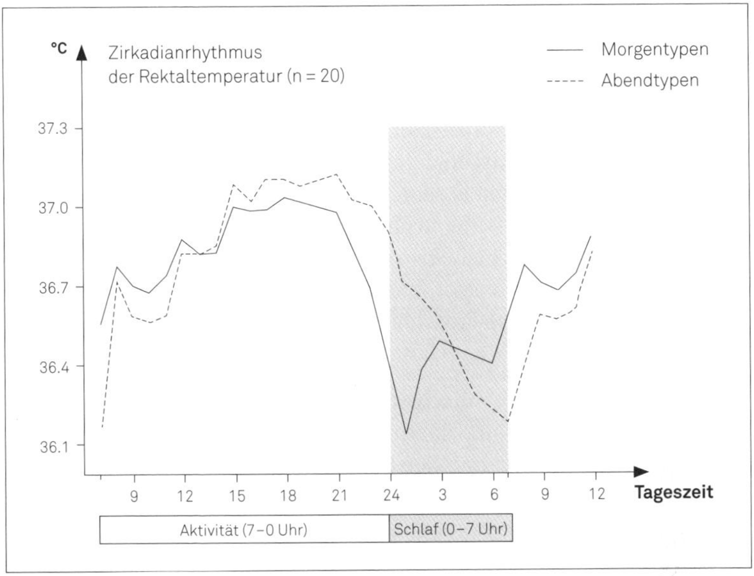

Abbildung 13: Der Verlauf der Körpertemperatur bei einem Morgenmenschen (durchgezogene Linie) und einem Abendmenschen (gestrichelte Linie; nach Stephan, 1992)

Schlafzyklen nachts bestimmt. Ein entsprechender Ruhe-Aktivitäts-Zyklus setzt sich auch im Wachzustand fort. Wieder andere Rhythmen weisen einen Vier-Stunden-Takt auf. Die verschiedenen Müdigkeitsanfälle, die Sie z.B. am Vormittag, nach dem Mittagessen und am späten Nachmittag erleben, sind Ausdruck solcher kürzeren biologischen Rhythmen.

9.3 Biologische Rhythmen und das Schlaftraining

Während der Schlafrestriktion werden diese Müdigkeitsschwankungen von Ihnen aufgrund des erhöhten Schlafdruckes wesentlich stärker erlebt werden. Es ist wichtig, dass Sie in solchen Momenten wissen, dass die momentane Müdigkeit und Erschöpfung nicht den ganzen übrigen Tag in diesem Ausmaß anhalten, sondern nach einiger Zeit von selber wieder abnehmen werden. Ein kurzer Spaziergang an frischer Luft oder einige gymnastische Übungen können Ihnen zusätzlich helfen, das Müdigkeitsloch zu überwinden.

Das harmonische Zusammenspiel der verschieden langen biologischen Rhythmen steuert in entscheidendem Maße unsere verschiedenen körperlichen und psychischen Funktionen. Sie selber haben vielleicht schon einmal erlebt, dass Sie am Abend über Ihren Punkt hinausgeschossen sind. Tatsächlich kann sich durch eine regelmäßige Lebensweise mit der Zeit ein optimales Einschlaffenster bilden, d.h. eine gewisse Zeitspanne am Abend, wo Ihr Körper das Einschlafen erleichtert. Wird dieses Einschlaffenster verpasst, hat man das Gefühl, plötzlich wieder wacher zu werden.

Regelmäßigkeit ist auch entscheidend dafür, dass sich die verschiedenen biologischen Rhythmen überhaupt aufeinander abstimmen können. Schichtarbeit und unregelmäßige Lebensweise (z.B. unregelmäßige Essenszeiten, unregelmäßige Zubettgeh- und Aufstehzeiten) können das harmonische Zusammenspiel gefährden. Man kommt dann quasi aus dem Takt. Schlafstörungen und andere vegetative Beschwerden (z.B. Verdauungsstörungen) können die Folge sein. Neben regelmäßigen Tagesabläufen spielt Tageslicht für die innere Uhr eine wichtige Rolle als Taktgeber. Wer immer nur unter Kunstlicht arbeitet, dessen innere Uhr kommt schneller aus dem Takt. Sie beginnt zunehmend nach ihrem eigenen Rhythmus zu ticken und weicht immer mehr von der natürlichen Zeitstruktur der Umwelt ab. Licht ist ein Wachmacher: Lange Sommerabende auf der Terrasse helfen dem Morgenmenschen, länger wach zu bleiben; beim Abendmenschen fördern sie hingegen das verzögerte Einschlafen. Erste Studien zeigen: Wer sich als Morgenmensch abends lange genug einer ausreichenden Lichtstärke von 5.000 bis 10.000 Lux aussetzt, dem gelingt es nicht nur länger wach zu bleiben, sondern er wird auch morgens später wach. Licht also als eine Therapiemöglichkeit gegen das Früherwachen? Im Moment gibt es leider noch zu wenige gut überprüfte wissenschaftliche Studien, um diese Therapie zu empfehlen. Im Gegensatz dazu braucht der Abendmensch das Licht morgens. Eine ausreichende „Lichtdusche“ nach dem Aufstehen könnte helfen, dass sein Rhythmus abends vorzeitiger den Abstieg in den Schlaf einleitet. Wer dagegen als Abendmensch dazu neigt, an freien Tagen auszuschlafen, setzt genau das gegenteilige Signal. Sein Rhythmus verrutscht ähnlich wie bei einem Jetlag noch weiter in die falsche Richtung. Will man dann vor einem normalen Arbeitstag wieder zu einer früheren Zeit ins Bett gehen, sind vermehrte Einschlafstörungen die Folge.

10 Regeln des gesunden Schlafes – Schlafhygiene

In Wochenzeitschriften findet man sie regelmäßig: Schlaftipps oder die sogenannten „Regeln zur Schlafhygiene". Viele Betroffene haben längst das meiste davon ausprobiert und frustriert festgestellt, dass auch diese Regeln nicht oder nur begrenzt wirken. Statt Ihnen mit einer neuen Liste aufzuwarten, nehmen wir in diesem Kapitel genauer diejenigen Regeln unter die Lupe, die auch aus schlafmedizinischer Sicht Sinn ergeben und die bislang in diesem Buch noch nicht berücksichtigt wurden. Eine vollständige Zusammenfassung der wichtigsten Regeln finden Sie am Ende des Kapitels.

10.1 Die richtige Matratze gegen Ihre Schlafstörungen? Vom Einfluss des Schlafzimmers auf den Schlaf

Glaubt man einigen Matratzenherstellern bzw. Bettenhäusern, dann hat man manchmal den Eindruck, dass Ihre Schlafprobleme eigentlich nur von der falschen Wahl der Matratze und des Lattenrostes herrühren. Tatsächlich gibt es aber keine einzige wissenschaftliche Studie, die zeigt, dass jemand aufgrund einer schlechten Bettunterlage einen chronisch schlechten Schlaf entwickelt hat. Auch die von Wünschelrutengänger:innen, Elektrosmogvertreter:innen und anderen alternativmedizinischen Verfahren behaupteten Zusammenhänge zwischen Wasseradern, elektrischen Geräten usw. und der Schlafqualität konnten bisher wissenschaftlich nicht nachgewiesen werden. Bevor Sie also zu viel Geld in solche Verfahren investieren, vertrauen Sie besser auf Ihr eigenes Gefühl. Seien Sie auch skeptisch, wenn Bettenhäuser Schlafkurse, Schlafschulen oder Schlaftrainings anbieten. Damit verbunden sind meistens indirekte Verkaufsinteressen und das Argument, dass individuelle Schlafprobleme aufgrund einer falschen Matratze zustande kommen. Unbestritten ist hingegen sicherlich, dass eine Matratze Ihren jeweiligen orthopädischen Bedürfnissen angepasst sein sollte. Am wichtigsten aber bleibt, dass Sie sich in Ihrem Bett wohl fühlen. Auch die häufige Empfehlung, dass der

Schlafraum eine bestimmte Temperatur (18 Grad) haben, gut belüftet und ruhig sein sollte, sollte Sie nicht dazu verleiten, Ihr Schlafzimmer in einen voll klimatisierten, schallisolierten Bunker zu verwandeln. Richten Sie sich eher nach Ihren individuellen Bedürfnissen: Während für manche ein paar Nebengeräusche durchaus beruhigend sein können, brauchen andere eher weitgehende Stille. Aber Vorsicht: Die Verwendung von Ohrstöpseln in einem nicht übermäßig lauten Umfeld führt eher dazu, dass Ihr Gehirn geräuschempfindlicher wird. Schließlich ist es darauf ausgelegt, auch im Schlaf die Umwelt zu überwachen. Wenn es dabei auf künstliche Art und Weise gehindert wird, muss es sich nur mehr anstrengen und senkt letztendlich die Hörschwelle.

10.2 Das Wochenende als Schlafstörer: Vom Nutzen regelmäßiger Aufstehzeiten

Fragt man Menschen, wann Sie besonders schlecht schlafen, kommt in der Regel die Antwort: „Bei Vollmond!" Tatsächlich lässt sich wissenschaftlich ein Einfluss der Mondphasen auf den Schlaf nicht nachweisen. Viel häufiger, aber nicht genannt, ist hingegen das Phänomen, dass viele Menschen in der Nacht von Sonntag auf Montag schlecht schlafen. Bei einigen Menschen lässt sich dieser Effekt einfach darauf zurückführen, dass sie eine belastende Arbeitswoche erwartet und sie am nächsten Tag besonders fit und ausgeruht sein wollen. Natürlich vertreibt dieses „Ich muss jetzt schlafen" wieder einmal erst recht den Schlaf. Für viele reicht diese Erklärung jedoch nicht aus. Sie gehen gerne zur Arbeit und wissen, dass sie auch mit wenig Schlaf irgendwie über den Tag kommen werden. Tatsächlich lassen sich die schlechten Nächte von Sonntag auf Montag viel besser damit erklären, wie unser Schlaf gesteuert wird. Sie erinnern sich: Wir schlafen aus zwei Gründen. Zum einen, weil unser Schlafdruck im Laufe des Wachseins angestiegen ist. Zum anderen, weil unser biologischer Rhythmus uns schläfrig werden lässt.

Was passiert mit diesen beiden Faktoren am Wochenende? Untersuchungen zeigen, dass die meisten Menschen tatsächlich das Wochenende nutzen, um auszuschlafen oder zumindest, um später als üblich aufzustehen und am Samstagabend später als üblich zu Bett zu gehen. Das hat zwei Konsequenzen: Wenn Sie am Sonntagabend zu Bett gehen, ist Ihr innerer Rhythmus durch das vorherige späte Aufstehen und späte Zubettgehen etwas verschoben. Das ist ähnlich wie bei der Zeitumstellung: Die offizielle Uhrzeit zeigt 23 Uhr, die innere Uhr steht aber z.B. erst bei 22 Uhr. Es ist also eigentlich noch zu früh für den Körper, um schon die nächtliche Ruhephase einzuleiten. Die zweite Konsequenz: Wenn Sie am Sonntag später als sonst aufgestanden sind, ist natürlich auch Ihre Wachdauer bis zum Zubettgehen kürzer und damit der Schlafdruck weniger angestiegen als üblich. Beide Konsequenzen reichen in der Regel aus, um die Wahrscheinlichkeit für Einschlafstörungen zu erhöhen.

Wenn jetzt noch der Gedanke hinzukommt: „Ich möchte morgen ausgeschlafen sein“, sind die Bedingungen für eine erholsame Nacht denkbar schlecht. Um dem Sonntagnacht-Phänomen vorzubeugen, hilft also nur eines: Halten Sie auch am Wochenende die gleichen Zubettgeh- und vor allem die gleichen Aufstehzeiten ein wie auch an Werktagen! Sie dürfen gerne später zu Bett gehen, wenn abendliche Aktivitäten das erfordern. Die Aufstehzeit jedoch sollte nicht mehr als 30 bis 60 Minuten abweichen.

10.3 Fluch und Segen des Mittagsschlafes

John F. Kennedy, Ronald Reagan und Bill Clinton haben es getan, auch Helmut Kohl und Hans-Dietrich Genscher bekannten sich dazu. Churchill liebte ihn ebenso wie Einstein, Edison oder Newton: den kleinen Schlaf zwischendurch, das Nickerchen am Tage. Was dem einen ein Quell an Erholung und Kraft ist, gilt den anderen als lästerliches Ärgernis: „Wer schläft, sündigt nicht und kommt nicht auf solche Gedanken“, kommentierte der Präsident des Deutschen Groß- und Einzelhandels eine Initiative der Gewerkschaften in den 90er Jahren, nach der Arbeitnehmern gegen Mittag das Recht auf ein Nickerchen eingeräumt werden sollte. Ohnehin ist der Schlaf in der 24-Stunden-Nonstop-Gesellschaft des neuen Informationszeitalters zu einem überflüssigen Relikt vergangener Epochen geworden. Abfällig spricht man von „Träumer:innen“, „Schlafmützen“ – der Schlaf, in dem wir insgesamt gut 30 % unserer Lebenszeit verbringen, eine Lästigkeit? Das Nickerchen am Tage nur eine bequeme Gewohnheit? Umfragen zeigen, dass immerhin jede fünfte in Deutschland lebende Person regelmäßig dem Nickerchen am Tage frönt, jenseits des 65. Lebensjahres liegt der Anteil sogar bei über 60 %.

Dass der Mensch in regelmäßigen Abständen von Müdigkeit heimgesucht wird, hängt dabei nicht nur von der vorausgegangenen Schlaf- und Wachdauer ab. Wie im letzten Kapitel gezeigt, wird unser Müdigkeitsempfinden sehr von biologischen Rhythmen beeinflusst. Auch der Mittagsschlaf folgt einem solchen biologischen Rhythmus. Das Mittagessen, das oft als seine Ursache angesehen wird, verstärkt zwar häufig die empfundene Schläfrigkeit, stellt aber keine notwendige Bedingung dar. Wissenschaftliche Untersuchungen zeigen, dass der Schlaf-Wach-Rhythmus eher zwei Schlafphasen vorsieht: Die Hauptschlafphase in der Nacht und eine kürzere, die bei den meisten Mittagsschlaf haltenden Menschen zwischen 14 und 15 Uhr liegt. Wer sich in dieser Zeit zur Ruhe legt, folgt also schlicht und einfach einem biologischen Bedürfnis seines Körpers. Diese Rücksichtnahme zahlt sich aus: Schlafmediziner:innen, welche die Auswirkungen eines Kurzschlafes am Tage auf Stimmung und Leistungsfähigkeit untersuchten, stellten übereinstimmend fest: Ein Kurzschlaf macht fit, verbessert die Stimmung, die Reaktionsfähigkeit und Leistungsbereitschaft. Auch der zu kurze Nachtschlaf lässt sich durch einen Ultrakurzschlaf am Tage – schon vier Minuten reichen aus – besser als mit jeder Tasse Kaffee ausgleichen. Menschen, die regelmäßig Mittagsschlaf halten, wiesen in Laboruntersuchungen auch seltener desynchrone Rhythmen auf. Das Zusammenspiel der vielen verschiedenen biologischen Rhythmen funktioniert bei ihnen harmonischer als bei Menschen, die sich wach durch den Tag kämpfen. Zwei Regeln sollten beim Mittagsschlaf aber beherzigt werden: Der Kurzschlaf am Tage sollte vor 15 Uhr erfolgen und nach Möglichkeit nicht länger als 30 Minuten dauern. Ein längerer Mittagsschlaf führt nämlich dazu, dass man in den Tiefschlaf hinabtaucht, dann schlaftrunken erwacht und längere Zeit braucht, um wieder im Wachzustand Fuß zu fassen. Ein zu langer Schlaf am Tage kann auch mit dazu beitragen, dass der Schlafdruck für die Nacht nicht mehr ausreicht: Ein- und Durchschlafstörungen können die Folge sein. Dies gilt insbesondere, wenn das Nickerchen nach 15 Uhr erfolgt. Schon das kurze Dösen am Abend vorm Fernseher hat häufig verheerende Auswirkungen auf den Nachtschlaf.

Da aber letztendlich jeder Mensch unterschiedlich empfindlich reagiert, kann es sein, dass auch schon ein Mittagsschlaf im Einzelfall die nachfolgende Nacht beeinträchtigt. Am besten überprüfen Sie mithilfe Ihrer Schlaftagebücher selber, ob Ihnen eine solche Ruhepause in der Mittagszeit mehr schadet oder nützt.

10.4 Alkohol – das älteste Schlafmittel der Welt?

Alkohol ist eines der ältesten Psychopharmaka und sicherlich das am häufigsten selbst verordnete Schlafmittel der Welt. Alkohol wirkt entspannend, enthemmend, hebt die Stimmung und beeinflusst positiv das Belohnungssystem unseres Gehirns. Daneben wirkt er tatsächlich schlafanstoßend und begünstigt das Einschlafen und den Tiefschlaf im ersten Nachtdrittel.

Also das ideale Schlafmittel, sofern man die Dosis nicht übertreibt? Das Gegenteil ist der Fall: Das Glas Wein am Abend begünstigt zwar das Einschlafen, nach drei bis vier Stunden beginnt aber die Alkoholkonzentration im Körper wieder zu sinken. Was jetzt passiert, lässt sich mit einem Ball vergleichen, den man unter Wasser gepresst hat und loslässt. Die hemmende Wirkung, die der Alkohol bis dahin auf unseren Körper hatte, schlägt jetzt um in eine Aktivierung. Die Folge: Der Schlaf in der zweiten Nachthälfte ist dann deutlich gestörter. Man wird häufiger wach, bewegt sich mehr und träumt unruhiger. Die durch den Alkoholabbau bedingte Aktivierung setzt zudem zu einem ohnehin ungünstigen Zeitpunkt ein. Nach drei bis vier Stunden Schlaf ist der Schlafdruck schon über die Hälfte abgebaut. Gleichzeitig beginnt als Folge des biologischen Rhythmus gegen Morgen die Körpertemperatur wieder anzusteigen. Stresshormone werden in großer Konzentration ausgeschüttet, um den Körper auf den Tag vorzubereiten. Wenn jetzt noch die durch den Alkohol bedingte Aktivierung unseres vegetativen Nervensystems hinzukommt, ist es mit dem Schlafen häufig erst mal für die nächsten zwei Stunden vorbei. So lange hält dieser Aktivierungsschub nämlich an.

Bereits ab eineinhalb Litern Bier oder einem halben Liter Wein wird der Alkoholabbau in Form von Schwitzen und Herzklopfen auch körperlich spürbar. Neben der Störung der zweiten Nachthälfte spricht ein weiteres Argument gegen den Schlummertrunk. Alkohol wirkt nicht nur auf unsere Seele, sondern auch auf unsere Muskulatur entspannend. Das führt dazu, dass die Atmung nachts erheblich beeinträchtigt wird. Bei Menschen mit einem gesunden Schlaf kommt es ohnehin nachts durchschnittlich bis zu fünfmal pro Stunde zu kleineren Atemaussetzern. Schon ein Liter Bier kann die Häufigkeit und Dauer solcher Aussetzer verdoppeln. Wer also ohne Alkohol fünf Atempausen pro Stunde von je 15 Sekunden

Dauer hatte, dem versagt die Atmung dann bis zu zehnmal pro Stunde für jeweils 30 Sekunden.

Behalten Sie im Hinterkopf, wenn Sie Alkohol trinken

Er schadet Ihrer Schlafqualität und trägt zu Durchschlafproblemen bei. Versuchen Sie daher nach Möglichkeit, den Alkoholkonsum auf ein- bis zweimal pro Woche zu beschränken. Halten Sie dabei nach Möglichkeit einen Abstand von zwei bis drei Stunden vor dem Zubettgehen ein.

10.5 Ein Kaffee am Morgen vertreibt alle Sorgen? – der Einfluss von Genussmitteln (Koffein und Nikotin) auf den Schlaf

Dass Kaffee eine potenziell schlafstörende Wirkung bei den meisten Menschen entfaltet, ist eine geläufige Binsenwahrheit. Kaffee wirkt ebenso wie der vom Koffeingehalt schwächere, dafür aber in seiner Wirkung länger anhaltende schwarze Tee relativ rasch auf unser zentrales Nervensystem ein. Seine psychische Wirkung wird im Angloamerikanischen treffend mit dem Ausdruck: „It gives me a lift" beschrieben – man fühlt sich weniger schläfrig, weniger erschöpft, stattdessen angeregt und geistig stimuliert. Körperlich bewirkt er eine Zunahme der Herzfrequenz, Blutdruckanstieg, erweitert die Bronchien, regt die Verdauung an und führt zu vermehrtem Harndrang. Wer Kaffee spät am Abend trinkt, muss entsprechend mit Einschlafschwierigkeiten, vermehrtem Aufwachen, häufigeren Körperbewegungen und einer insgesamt schlechteren Schlafqualität rechnen. Vermehrte Müdigkeit und Zerschlagenheit am Tage sind die Folge und damit verbunden natürlich der Wunsch, erneut auf die stimulierende Wirkung des Kaffees zurückzugreifen.

Tatsächlich kann Kaffee abhängig machen. Wer regelmäßig mehr als vier Tassen am Tage trinkt, leidet schnell unter innerer Unruhe, Nervosität, Kopfdruck und schlechtem Schlaf. Wird der Kaffeekonsum abrupt beendet, kann es zu Entzugserscheinungen kommen wie vermehrten Kopfschmerzen, Unlust, erhöhter Gereiztheit und Niedergeschlagenheit. Ein solcher Koffeinentzug dauert aber nur wenige Tage. Die meisten Menschen, die unter Schlafstörungen leiden, werden allein schon wegen der möglichen schlafstörenden Wirkung ihren Kaffeekonsum reduziert haben. Übrigens: Koffein ist auch in grünem (japanischem) Tee, Cola und Schokolade enthalten.

Das eigentliche Problem am Kaffee aber ist seine lange Verweildauer im Körper. Die sogenannte Halbwertszeit, d.h. die Zeitdauer, bis die Hälfte des Koffeins aus dem Körper ausgeschieden ist, schwankt individuell zwischen drei bis sechs Stunden. Das heißt, wenn Sie um 15 Uhr nachmittags noch zwei Tassen Kaffee (ca. 160 mg Koffein) trinken, haben Sie abends um 21 Uhr möglicherweise immer noch 80 mg Koffein in Ihrem Körper. Dabei gibt es von Mensch zu Mensch starke Unterschiede. Bei Schwangeren kann die Halbwertszeit sogar mehr als 15 Stunden betragen und auch die Einnahme der Antibabypille kann die Halbwertszeit auf über 10 Stunden heraufsetzen. Auch die Reaktion auf den Kaffee kann sehr unterschiedlich ausfallen. Während die eine schon nach einer Tasse Kaffee intensive und lang anhaltende körperliche Wirkungen verspürt, hat der andere, auch wenn er tagsüber vier oder fünf Tassen trinkt, kaum Probleme, in den Schlaf zu finden. Schließlich gibt es sogar Menschen, die auf Kaffee eine paradoxe Wirkung entwickeln: Sie werden müder davon. Bei älteren Menschen scheint Koffein zudem die Hirndurchblutung zu verbessern und so das Durchschlafen zu erleichtern. Um Kaffee als möglichen Schlafstörer verlässlich auszuschalten, empfiehlt die Schlafmedizin schlecht schlafenden Menschen, generell einmal einige Wochen lang auf Kaffee und Tee zu verzichten.

Auch Nikotin als stimulierende Substanz von Zigaretten und anderen Tabakwaren gilt als Feind des Schlafes. Neben der den Schlaf störenden stimulierenden Wirkung ist es hier vor allem die Beeinträchtigung der Atmung im Schlaf, die sich nachteilig auswirken kann. Menschen, die regelmäßig rauchen, schnarchen stärker und häufiger als solche, die nicht rauchen – ein deutlicher Hinweis darauf, dass sie größere Mühe haben, im Schlaf genügend Luft zu bekommen. Ganz abgesehen von der Person, die im gleichen Bett mitschläft, die am nächsten Morgen wieder einmal genervt feststellt: „Heute Nacht hast du mal wieder Bäume gefällt.“ Die Empfehlung, nur in den Abendstunden auf die Zigarette zu verzichten, dürfte hingegen bei Personen, die gewohnheitsmäßig rauchen, kontraproduktiv sein: Wegen der vorübergehenden Entzugseffekte dürften sie eher mit Einschlafstörungen reagieren. Besser wäre es, mittel- bis langfristig ganz auf das Rauchen zu verzichten.

10.6 Sich so richtig verausgaben – der Einfluss von Sport auf den Schlaf

Bewegungsmangel, immer mehr sitzende Tätigkeiten und Bildschirmarbeit – kein Wunder, dass Zivilisationskrankheiten um sich greifen. Wer sich hingegen regelmäßig bewegt, reduziert das Risiko für Krebs, Herzinfarkt, Bluthochdruck, Diabetes, Fettstoffwechselstörungen und vieles andere mehr. Psychisch führt regelmäßiger Sport zur Abnahme von Depressionen und Ängsten. Ein besseres Medikament gibt es nicht! Auch der Schlaf profitiert von der regelmäßigen körperlichen Betätigung. Schon bei gesunden jungen Menschen führt einmalige sportliche Betätigung zu unmittelbaren, wenn auch geringen Effekten auf den Nachtschlaf: Schlafdauer und Tiefschlafanteil nehmen leicht zu. Bei körperlich fitten Versuchspersonen, die regelmäßig Sport trieben, fand man im Schlaflabor ebenfalls eine kürzere Einschlafdauer, höhere Tiefschlafanteile und eine längere Schlafdauer. Gerade mit zunehmendem Alter, wenn der Schlaf sich ohnehin von selbst verschlechtert, wirkt sich sportliches Training positiv aus. Schon eine regelmäßige sportliche Betätigung von mindestens einmal pro Woche geht jenseits des 50. Lebensjahres mit weniger Klagen über Schlafstörungen einher.

Das sollte Sie aber nicht veranlassen, noch heute vor dem Schlafengehen eine Stunde joggen zu gehen. Die Erwartung, man müsse sich nur richtig verausgaben und werde dann tief und fest schlafen, wird sich nicht erfüllen. Wahrscheinlicher ist sogar das Gegenteil. Bei untrainierten Personen kommt es durch sportliche Betätigung zu einer zwei bis drei Stunden anhaltenden Aktivierung des vegetativen Nervensystems. Einschlafschwierigkeiten können die Folge sein. Wer hingegen regelmäßig trainiert, hat im Allgemeinen weniger Schwierigkeiten, im Anschluss daran wieder auf sein normales Niveau zurückzukehren. Trotzdem sollten auch solche Personen vorsichtig sein, was den Sport am Abend angeht. Untersuchungen zeigen nämlich, dass durch die intensive Bewegung am Abend unser biologischer Rhythmus verzögert wird. Auch das kann zu Einschlafschwierigkeiten beitragen. Am besten probieren Sie selber, welche Zeit für Sie günstig ist. Eines jedoch ist sicher: Bewegen ist allemal besser, als aus Angst vor Schlafstörungen zu Hause zu bleiben. Es muss ja nicht gleich das klassische Programm „mindestens dreimal pro Woche jeweils 20 bis 30 Minuten“ sein. Sie brauchen auch keine komplette Lifestyle- und Fitnessausrüstung, um Ihrem Körper auf die Sprünge zu helfen. Ein normaler strammer Spaziergang tut es als gesunde Alternative auch schon. Schauen Sie zudem in Ihrem Alltag nach, wo Sie bisher passive durch aktive Bewegungen ersetzen können (Treppe statt Fahrstuhl, Fahrrad statt Auto usw.).

10.7 Magie im Alltag – Sinn und Unsinn von Zubettgehritualen

Wer kleine Kinder hat, weiß: Ohne Gute-Nacht-Geschichte und Kuscheltier geht es nicht. Ähnlich wie bei Kindern sind auch bei Erwachsenen Zubettgehrituale sinnvoll. Gemeint ist damit eine jeden Abend in gleicher Reihenfolge ausgeführte Kette von Tätigkeiten wie Haustür abschließen, Licht löschen, Pyjama anziehen, Zähne putzen usw. Solche ritualisierten Handlungen können den Körper bereits im Vorfeld des Zubettgehens auf die Schlafenszeit einstimmen; sie bereiten quasi den Übergang vor. Je regelmäßiger ein solches Ritual gepflegt wird, desto eher können Sie dadurch den Übergang vom aktiven Wachsein zum Schlafen vorbereiten. Stellen Sie sich Ihren Körper dabei wie ein kleines Kind vor, das lernen soll, dass z. B. nach dem Anziehen des Schlafanzuges eben kein Spielen mehr angesagt ist, sondern „zur Ruhe zu kommen“. Sehr viel länger als eine halbe Stunde sollte diese ritualisierte Vorbereitung auf den Schlaf allerdings nicht dauern.

10.8 Auf die Plätze, fertig, los! Schlafen will vorbereitet sein

Zur Vorbereitung auf das Zubettgehen zählt natürlich auch die Gestaltung des Abends. Wer alle abendlichen Aktivitäten nur danach ausrichtet, ob sie den Schlaf später stören könnten, verpasst nicht nur viel vom Leben, sondern vertreibt durch seine Fokussierung auf den Schlaf denselbigen. Wer sich umgekehrt erst in letzter Minute vom Schreibtisch oder der Hausarbeit abwendet, hat keine ausreichende Pufferzone und geht noch viel zu aktiviert zu Bett, riskiert Einschlafprobleme und hat vielleicht Schwierigkeiten, abzuschalten. Alltagsaktivitäten sollten ca. eine

Stunde vor dem Zubettgehen abgeschlossen und der Rest der Zeit der Erholung gewidmet sein. Nur so hat Ihr Körper ausreichend Zeit sich umzustellen. Sich auf den Schlaf einzustimmen, soll aber nicht heißen, dass Sie abends nichts unternehmen sollten. Ganz im Gegenteil! Wer immer nur zu Hause sitzt, läuft Gefahr, in eine Abwärtsspirale aus zunehmender Passivität und wenig freundschaftlichen Kontakten zu geraten. Wann sind Sie das letzte Mal im Kino, Theater, Konzert, Kabarett gewesen, haben sich mit Freundinnen getroffen oder einfach nur Ihren Partner zum Essen eingeladen? Nehmen Sie sich doch einfach einmal in der nächsten Woche vor, an mindestens einem Abend auszugehen! Auch wenn Sie hinterher eventuell schlecht schlafen sollten. Zuviel Rücksicht auf den Schlaf vertreibt ihn nur.

10.9 Aufstehen oder liegen bleiben?

Sicherlich haben Sie schon einmal die Empfehlung gehört: Wenn Sie nicht schlafen können, dann stehen Sie so lange auf, bis Sie glauben, wieder ausreichend müde zu sein. Genau genommen ist diese Empfehlung Bestandteil einer richtigen Therapietechnik, die als Stimuluskontrolle bezeichnet wird. Der Stimuluskontrolle (Stimulus = Reiz) liegt folgende Überlegung zugrunde, die Sie schon in Kapitel 5 kennengelernt haben: Wer nachts nicht schlafen kann und wach im Bett liegt, lernt, dass das Bett ein Ort des Wachseins ist. Er trainiert sich bzw. seinem Körper quasi unfreiwillig eine Verknüpfung (Assoziation) an zwischen dem Bett (= Reiz) und dem Wachsein (= Reaktion). Solche Reiz-Reaktions-Verknüpfungen können sehr hartnäckig sein. Wer z. B. im Krieg Sirenenalarm und Bombardierungen erlebt hat, reagiert auch noch nach Jahrzehnten auf einen Probealarm mit einem Anstieg der Herzfrequenz. Bei Menschen mit chronischer Schlafstörung hat man ganz Ähnliches beobachtet: Sie sehen ihr Bett und ihr Blutdruck steigt leicht an. Kein Wunder, denn für viele ist das Bett ja im Laufe der Zeit ein Ort des Schreckens geworden, den sie mit Grübeln, Anspannung und stundenlangem Herumwälzen verbinden. Um diesen Lernprozess bei Schlafstörungen rückgängig zu machen, empfiehlt man in der Stimulus-Kontroll-Therapie, das Bett immer zu verlassen, wenn es mit dem Einschlafen nach ca. einer Viertelstunde nicht klappt. Stattdessen soll man aufstehen, in einem anderen Zimmer einer ruhigen Beschäftigung nachgehen und erst dann ins Bett zurückkehren, wenn man wieder ausreichend schläfrig ist. Trotzdem soll man auch hier morgens zu der festgesetzten Uhrzeit aufstehen. Diese sehr einfache Therapietechnik führt also ebenfalls dazu, dass der Schlafdruck von Nacht zu Nacht ansteigt. Konsequent befolgt, gehört die Stimulus-Kontroll-Technik seit den 70er Jahren des letzten Jahrhunderts zu den erfolgreichsten Methoden, chronische Schlafstörungen ohne Medikamente zu behandeln.

Allerdings empfehlen wir Ihnen aufgrund neuer Erkenntnisse der Schlafmedizin, diese Technik in veränderter Form anzuwenden. Wenn Sie nämlich ruhig und entspannt, aber wach im Bett liegen können, sollten Sie besser liegen bleiben. Durch das Aufstehen nachts wird nämlich Ihr natürlicher biologischer Rhythmus eher gestört, als wenn Sie passiv und innerlich ruhig liegen bleiben können. Beachten Sie, dass – wenn Sie nachts aufstehen – Sie nur gedämpftes Licht anmachen. Zu helles Licht wirkt als Wachmacher. Erst wenn Sie merken, dass Sie im Bett zunehmend aufdrehen, unter Spannung kommen, sich ärgern oder sorgenvoll grübeln, sollten Sie auf jeden Fall das Bett verlassen.

10.10 Das Bett ist nur zum Schlafen da

Vom Bett aus fernsehen, gemütlich im Bett liegend Romane lesen, telefonieren, Tagebuch schreiben, frühstücken – für manche Menschen ist ihr Bett der Mittelpunkt ihres Lebens. Gerade wer unter Einschlafstörungen leidet, hat sich vielleicht angewöhnt, im Bett noch zu lesen, um dann, wenn die Müdigkeit kommt, nur noch schnell das Licht löschen zu müssen. Alles „Sünden“, sagt die Stimuluskontrolle, die Sie eben kennengelernt haben. Ebenso wie Ärger und Grübeln im Bett nichts zu suchen haben, können solche im Bett ausgeführten Aktivitäten wie Fernsehen, Essen usw. dazu führen, dass das Bett zu einem Ort wird, der mehr und mehr mit diesen Wachaktivitäten verbunden ist als mit dem Schlafen. Oder anders ausgedrückt: Das Bett wird immer weniger zu einem Stimulus für das Schlafen. In der Erziehung von Kindern beachtet man solche Zusammenhänge meistens ganz automatisch: Beim Essen wird nicht gespielt, während der Schularbeiten nicht ferngesehen und im Bett nach der Gute-Nacht-Geschichte selbstverständlich das Licht gelöscht. Damit verhindert man nicht nur lange Diskussionen, sondern gewährleistet, dass solche Situationen und Orte eindeutig mit den gewünschten Verhaltensweisen und Aktivitäten verbunden bleiben. Aus dem gleichen Grunde sollte man sich auch als Erwachsener nicht angewöhnen, z. B. im Bett zu arbeiten.

Damit das Bett wieder zu einem Ort wird, der nur mit Schlafen verbunden ist, schreibt die Stimuluskontrolle einige Regeln vor.

Regeln der Stimuluskontrolle

1. Gehen Sie erst dann zu Bett, wenn Sie ausreichend müde sind und das Gefühl haben, einschlafen zu können.
2. Nutzen Sie Ihr Bett zu nichts anderem als zum Schlafen. Schauen Sie dort nicht fern, lesen Sie nicht, essen Sie nicht, telefonieren Sie nicht, grübeln Sie nicht, führen Sie keine Streitgespräche.
3. Wenn Sie ins Bett gehen, machen Sie bitte direkt das Licht aus. Wenn Sie innerhalb von 10 bis 15 Minuten nicht einschlafen können (Sie sollen hierfür nicht etwa auf die Uhr sehen, sondern sich nach Ihrem subjektiven Zeitgefühl richten), stehen Sie wieder auf und gehen Sie in einen anderen Raum. Suchen Sie sich dort eine ruhige Aktivität aus und gehen erst dann wieder zu Bett, wenn Sie sich ausreichend schläfrig fühlen.
4. Wenn Sie innerhalb einer bestimmten Zeit dann immer noch nicht einschlafen können, stehen Sie wieder auf. Wiederholen Sie dies so oft wie nötig innerhalb einer Nacht. Tun Sie dies auch dann, wenn Sie plötzlich mitten in der Nacht aufwachen und nicht innerhalb von zehn Minuten wieder einschlafen können. Stehen Sie aber trotzdem jeden Morgen zur gleichen Zeit endgültig auf.

Folgende Ausnahmen sind aber aus unserer Sicht gestattet bzw. ratsam:

1. Wie schon einmal gesagt: Wenn Sie ruhig und entspannt im Bett liegen können, dürfen und sollten Sie nach heutigem Wissen besser liegen bleiben.
2. Sexuelle Aktivitäten.
3. Lesen: Für viele Menschen stellt das Lesen im Bett ein gutes Mittel dar, um sich abzulenken und einen Übergang in die Nacht zu schaffen. Bei vielen ist Lesen sogar fester Bestandteil ihres Schlafrituals. Allerdings sollte die Lesephase nicht länger als 30 Minuten dauern.

10.11 Der heimliche Gang zum Kühlschrank ... die Nachteile nächtlichen Essens

Wenn man nachts wieder einmal nicht schlafen kann und innerlich deswegen die Wände hochgehen könnte, dann ist ein Stückchen Schokolade oder etwas anderes „Leckeres" ein bewährtes Mittel, um wieder ruhiger zu werden. Macht doch nichts außer der möglichen Gewichtszunahme - oder?

Fallbeispiel

Es begann ganz harmlos. Jedes Mal, wenn Herr K. nachts wach wurde, knabberte er einige Stückchen Schokolade und konnte anschließend wieder gut einschlafen. Nach einiger Zeit wurde er bereits jede Nacht um 3 Uhr wach. Längst war die Schokolade auf dem Nachttisch eine feste Institution geworden – und wenn einmal keine da war, ging er halt in die Küche und aß dort etwas. Irgendwann merkte er, dass er ohne zu essen überhaupt nicht mehr einschlafen konnte ...

Was Herrn K. hier widerfahren ist, betrifft sicherlich nicht jeden Menschen, der schlecht schläft. Aber wer nachts schon einmal gerne ein Häppchen isst, läuft Gefahr, dass der eigene Körper sich an das nächtliche „Gefüttertwerden" schnell gewöhnt. Dieser Gewöhnung liegt ein an sich sinnvoller Mechanismus zugrunde: Unser Körper muss sich normalerweise auf die Aufnahme von Essen gezielt vorbereiten. Ansonsten würden ihn die Unmengen an Kohlehydraten und anderen Stoffen, die plötzlich über den Magen-Darm-Trakt aufgenommen werden, überfordern. Deswegen merkt er sich sorgfältig, wann er regelmäßig mit neuer Nahrung zu rechnen hat. Das führt u. a. dazu, dass dem Körper bei regelmäßigem mittäglichem Essen beigebracht wird, bereits etwas vorher den Blutzuckerspiegel zu senken, sodass genügend Platz für Neues da ist. Subjektiv merkt man das daran, dass sich plötzlich Hungergefühle einstellen - selbst dann, wenn man eigentlich vorher ausreichend gegessen hat. Nachts verhält es sich genauso. Wer regelmäßig nachts etwas isst, trainiert den eigenen Körper dahingehend, dass er rechtzeitig vor der nächtlichen Fütterung schon einmal die entsprechenden Bedingungen schafft. Wer dann nicht von selber wach wird, den macht der Körper wach. Die sich dann einstellenden Hungergefühle können so quälend sein, dass an ein Wiedereinschlafen so lange nicht zu denken ist, bis man dem Drang nachgegeben hat. Nächtliches Essen ist also nicht nur schlecht für das Gewicht, sondern trägt auch zu vorprogrammierten Durchschlafstörungen bei. Die stärkere Gewichtszunahme ist übrigens darauf zurückzuführen, dass der Körper die am Abend oder nachts aufgenommene Nahrung weniger stark in Energie umwandelt als das bei der tagsüber aufgenommenen Nahrung der Fall ist.

Natürlich kann der Hunger nachts auch einfach darauf zurückzuführen sein, dass Sie im Sinne einer vermeintlich gesunden Schlafhygiene seit Stunden nichts mehr gegessen haben. Richtig ist: Schwer verdauliche, fette Speisen am Abend beeinträchtigen den Nachtschlaf, weil sie vom Magen-Darm-Trakt zu viel Aktivität erfordern. Hungrig sollten Sie aber nicht zu Bett gehen. Leichte kohlehydratreiche Snacks am Abend können den Schlaf durchaus auch fördern.

10.12 Entspannen Sie sich!

Die meisten haben das eine oder andere schon ausprobiert: Autogenes und Jacobson-Training (Progressive Muskelrelaxation) heißen die bekanntesten Entspannungstechniken. Beim Autogenen Training arbeitet man mit einer Art Selbsthypnose („Mein Arm ist ganz schwer ..."). Das Jacobson-Training erzeugt Entspannung durch systematisches An- und Entspannen einzelner Muskelgruppen. Beide Techniken sind wissenschaftlich gut dokumentiert und bei vielen mit Anspannung und Stress einhergehenden psychosomatischen Erkrankungen hilfreich. Einfacher zu lernen ist in der Regel die Jacobson-Technik. Entspannung empfiehlt man bei Schlafstörungen unter der Annahme, dass Schlaflosigkeit auf einem Zuviel an Erregung und Anspannung beruht.

Trotz der nachgewiesenen Wirksamkeit solcher Entspannungstechniken berichten schlecht schlafende Personen häufig über Misserfolge: Den einen macht es nur noch kribbeliger, dazuliegen und sich etwas einzureden. Die andere kann damit zwar auch im Bett gut entspannen – nur der Schlaf will trotzdem nicht kommen. Dieser mäßige Erfolg hat mehrere Gründe. Entspannungstechniken wirken nur, wenn man sie regelmäßig jeden Tag mehrere Wochen lang übt. Wer nur einmal einen Volkshochschulkursus besucht hat und glaubt, sich dann, „wenn der Feind vor der Tür steht", ganz locker entspannen zu können, darf sich nicht wundern. Entspannung schafft außerdem nur einen Zustand, der den Schlaf begünstigt, aber schlafanstoßend als solches wirkt sie nicht. Ganz im Gegenteil: Eine gut ausgeführte Entspannungssitzung führt am Ende häufig in schlafähnliche Zustände – der Schlafdruck wird reduziert und hinterher ist man sogar wacher als zuvor. Wer also ein Entspannungstraining übt, sollte dafür nach Möglichkeit Übungszeiten wählen, die ähnlich wie der Mittagsschlaf vor 15 Uhr liegen (das sollte Sie aber nicht darin hindern, einen entsprechenden Volkshochschulkursus zu besuchen, wenn dieser erst in den Abendstunden angeboten wird).

Ein weiterer Grund, warum Entspannungstechniken zwar ein gutes, aber nicht ausreichendes Hilfsmittel sind, erklärt sich aus der Art und Weise, wie Schlafstörungen zustande kommen: Die emotionale und körperliche Anspannung stellt, wie in Kapitel 3 beschrieben, nur einen Faktor im Teufelskreis der Schlafstörung dar. Gedanken („Ich muss schlafen, sonst ...") und falsche Gewohnheiten steuern ebenso dazu bei. Versucht man den Teufelskreis über ein Entspannungstraining nur an einer Stelle auszuschalten, können die übrigen Faktoren ihn jederzeit erneut aktivieren. Das ist einer der Gründe, warum in professionellen Schlaftrainings gezielt mehrstufig vorgegangen wird, um gleichzeitig auf alle Elemente des Teufelskreislaufs einzuwirken.

Nicht bei jedem Menschen, der schlecht schläft, ist zudem Entspannung das geeignete Mittel. Wer ohnehin schon einen Großteil seiner Zeit unteraktiviert verbringt, wird von zusätzlicher Entspannung kaum profitieren. Wer nachts grübelnd daliegt und sich Sorgen darüber macht, dass er wegen anhaltender Schlafstörungen seine Arbeit und Existenzgrundlage verlieren könnte, wird diese Bedrohung ebenfalls nicht dadurch entschärfen, dass er die Augen schließt und sie – ganz entspannt – zu ignorieren versucht. Gedanken spielen bei Schlafstörungen eine entscheidende Rolle. Manchmal ist es hilfreicher, sich mit diesen Gedanken konkret auseinanderzusetzen, als sie zu verdrängen.

Und was den häufigen Ratschlag „Du musst dich mal entspannen" angeht: Entspannung lernt man auf eine einfache Art und Weise. Je langsamer, desto besser – und sicherlich nicht auf Befehl!

10.13 Zusammenfassung der Regeln des gesunden Schlafes

Im Folgenden finden Sie eine Zusammenfassung der Regeln über die sogenannte Schlafhygiene. Man kann sie auch Regeln einer guten Schlafgewohnheit nennen, da sie Verhaltensweisen und Gewohnheiten betreffen, die sich im Laufe des Lebens einschleichen und den Schlaf beeinflussen können. Für jeden Menschen mit Schlafstörungen ist es daher ratsam, diese Regeln im Hinblick auf eigene Gewohnheiten zu überprüfen, um ggf. Veränderungen einzuleiten.

1 *Halten Sie jeden Tag (auch am Wochenende) regelmäßige Aufsteh- und Zubettgehzeiten (max. Abweichung 30 Minuten) ein.*
Regelmäßigkeit (nicht nur in Bezug auf die Schlafzeiten, sondern auch z. B. Essenszeiten) stellt eine notwendige Voraussetzung dafür dar, dass sich die verschiedenen biologischen Rhythmen des Körpers aufeinander abstimmen können. Die Einhaltung einer regelmäßigen Aufstehzeit ist dabei am wichtigsten, denn die Aufstehzeit ist für unsere biologischen Rhythmen ein Ankerpunkt.

2 *Beschränken Sie Ihre Bettliegezeit auf ca. sieben Stunden pro Nacht.*
Längere Bettliegezeiten können erheblich zur Aufrechterhaltung von Schlafstörungen beitragen.

3 *Verzichten Sie auf längere Nickerchen tagsüber (Ausnahme: 20 bis 30 Minuten vor 15 Uhr.)*
Selbst ein relativ kurzer Mittagsschlaf von z. B. 30 Minuten Dauer hat einen enormen Erholungswert. Er verbessert die Stimmung und Leistungsfähigkeit in der zweiten Tageshälfte erheblich. Wenn ein Nickerchen hingegen am späteren Nachmittag oder am Abend (sogenannter Fernsehschlaf) erfolgt, können Ein- und Durchschlafstörungen in der Nacht die Folge sein.

4 *Trinken Sie zwei Stunden vor dem Zubettgehen keinen Alkohol mehr.*
Alkohol verhilft zwar manchen Menschen mit Schlafstörungen zu einem leichteren Einschlafen. Er beeinträchtigt aber gravierend die Schlafqualität und führt gerade in der zweiten Nachthälfte oft zu Durchschlafproblemen. Was die wenigstens wissen: Schon relativ geringe Mengen (zwei Gläser Wein, ein Liter Bier) führen zu

einer deutlichen Verschlechterung der Schlaferholsamkeit. Bei Schlafstörungen sollte man nicht häufiger als ein- bis zweimal pro Woche am Abend Alkohol trinken.

5 *Trinken Sie vier bis acht Stunden vor dem Zubettgehen keinen Kaffee mehr.*
Dass Kaffee als Wachmacher erheblich zu Schlafstörungen beitragen kann, wird Ihnen als Binsenweisheit erscheinen. Die wenigsten Menschen wissen allerdings, dass je nach individueller Empfindlichkeit die schlafschädigende Wirkung von Kaffee 8 bis 14 Stunden anhalten kann. Beachten Sie auch, dass schwarzer und grüner Tee sowie Cola ebenfalls Koffein enthalten. Nach Möglichkeit sollten Sie versuchsweise für vier Wochen ganz auf Kaffee/Tee verzichten und anschließend nicht mehr als drei Tassen Kaffee vor 10 Uhr vormittags trinken.

6 *Vor dem Zubettgehen sollten Sie keine größeren Mengen an Essen und/oder Trinken zu sich nehmen. Ein kleiner Snack vor dem Zubettgehen (z.B. Milch mit Honig, eine Banane o.Ä.) kann aber hilfreich sein.*
Dass ein voller Bauch bzw. eine volle Blase dem Schlaf nicht zuträglich ist, erklärt sich von selber. Das Betthupferl hat seine Begründung darin, dass Nahrungsmittel wie Milch, Bananen und Schokolade das sogenannte L-Tryptophan enthalten, ein Stoff, der im Gehirn eine Rolle bei der Schlafregulation spielt. Um allerdings dorthin zu gelangen, braucht das L-Tryptophan ein Zuckermolekül als „Taxi" – deswegen der Honig als Zugabe zur Milch.

7 *Überprüfen Sie, ob vermehrte körperliche Anstrengungen nach 20 Uhr Einfluss auf Ihren Schlaf haben. Gehen Sie aber grundsätzlich sportlichen Aktivitäten am Tage nach.*
Starke körperliche Anstrengungen können, ähnlich wie Kaffee und Nikotin, unser sympathisches Nervensystem anregen, das für Aktivität und Stress zuständig ist. Es braucht mehrere Stunden, bis die Aktivität des sympathischen Nervensystems wieder abflaut. Der Zusammenhang zwischen Sport am Abend und Schlafstörungen ist von Mensch zu Mensch unterschiedlich.

8 *Gestalten Sie Ihre Schlafumgebung so, dass Sie sich dort wohl fühlen.*
Die Ausstattung, Raumtemperatur, Beleuchtungsverhältnisse usw. sollten den individuellen Vorlieben angepasst werden.

9 *Schaffen Sie zwischen Ihrem Alltag und dem Zubettgehen eine Pufferzone.*
Wenn sich der Schlaf unmittelbar an den normalen Alltag (z. B. der Planung für den kommenden Tag, Arbeit, anstrengenden Gesprächen u. Ä.) anschließen soll, sind Einschlafprobleme leicht die Folge. Rechtzeitig vor dem Zubettgehen sollten solche Aktivitäten nach Möglichkeit abgeschlossen und der Rest der Zeit der Erholung gewidmet sein. Wenn Sie Aufgaben des nächsten Tages, Sorgen und Grübeleien nicht loslassen, ist es oft hilfreich, diese rechtzeitig am Abend z. B. in einem Tagebuch aufzuschreiben und abzulegen.

10 *Legen Sie sich ein regelmäßiges Zubettgehritual zu.*
Ein Reihe regelmäßiger, stets in der gleichen Abfolge durchgeführter Handlungen (z. B. Kontrolle, ob Haustür verschlossen ist, Licht in anderen Räumen löschen, Umziehen für die Nacht, Heizung abdrehen, Zähne putzen) kann helfen, den Körper bereits im Vorfeld auf die Schlafenszeit einzustimmen. Ihr Zubettgehritual sollte aber nicht länger als 30 Minuten dauern.

11 *Das Bett ist nur zum Schlafen da.*
Bestimmte Verhaltensweisen im Bett (wie Fernsehen, Lesen, Essen, aber auch Grübeln, sich ärgern, wach liegen und sich Sorgen machen) führen auf Dauer dazu, dass das Bett zu einem Ort wird, der mehr mit diesen zumeist aktivierenden Tätigkeiten als mit Schlafen verbunden ist. Damit das Bett auch für Sie wieder zu einem Ort wird, der nur mit Schlafen verbunden ist, sollten Sie solche Aktivitäten vermeiden. Wichtige Ausnahme stellt das Lesen im Bett dar, das für viele Menschen eine gute Möglichkeit ist, den Alltag auszublenden. Natürlich sollte das Lesen (z. B. eines Krimis) kein Wachmacher sein.

12 *Aufstehen oder liegen bleiben?*
Wenn Sie nachts nicht schlafen können und das Wachliegen als unangenehm oder sogar quälend erleben, sollten Sie besser aufstehen und an einem anderen Ort einer ruhigen Beschäftigung (z. B. Bildbände anschauen) nachgehen. Wenn Sie hingegen entspannt und ruhig liegen bleiben können, können Sie im Bett bleiben und die Erholung genießen.

13 *Wenn Sie nachts aufwachen, sollten Sie nichts essen.*
Regelmäßiges Essen in der Nacht führt innerhalb kurzer Zeit dazu, dass Ihr Körper von selber nachts wach wird, weil er erwartet, von Ihnen gefüttert zu werden.

14 *Setzen Sie sich keinem hellen Licht aus, wenn Sie nachts wach werden und aufstehen müssen.*
Helles Licht wirkt als Wachmacher und ist in der Lage, unsere inneren Uhren zu verstellen.

15 *Vermeiden Sie es, nachts auf die Uhr zu gucken.*
Der Blick zur Uhr löst zumeist direkt entsprechende gedankliche („3 Uhr – die Nacht kann ich mal wieder vergessen") und körperliche Reaktionen (Anspannung, Erregung) aus und raubt den letzten Rest an Unbefangenheit gegenüber dem Schlaf. Drehen Sie am besten Ihren Wecker so, dass Sie ihn gar nicht sehen können.

16 *Setzen Sie sich nach dem Aufstehen am Morgen nach Möglichkeit etwa eine halbe Stunde lang dem Tageslicht aus.*
Tageslicht am Morgen (auch an einem grauen, bedeckten Tag ist das Tageslicht draußen bei Weitem heller als die künstliche Raumbeleuchtung) hilft, den Schlaf-Wach-Rhythmus zu stabilisieren, und hat gleichzeitig eine stimmungsaufhellende Wirkung.

17 *Wenn Sie unter chronischer Anspannung leiden, kann das systematische Erlernen einer Entspannungstechnik sinnvoll sein.*
Das regelmäßige Üben einer Entspannungstechnik kann Ihnen helfen, in akuten Belastungssituationen einen „kühlen Kopf" zu bewahren. Beachten Sie aber, dass Entspannung keinen direkt schlafanstoßenden Effekt hat bzw. Sie ggf. sogar wacher macht. Für Menschen, die ohnehin schon im Alltag ein geringes Aktivitätsniveau haben, sollte Entspannung als schlaffördernde Maßnahme nicht empfohlen werden.

Auch wenn viele dieser Regeln bedeuten, dass Sie auf die eine oder andere lieb gewonnene Gewohnheit verzichten müssen, sollten Sie doch keinesfalls auf Sparflamme leben, sondern auch in den Abendstunden angenehmen Aktivitäten nachgehen. Bedenken Sie, dass nicht nur der

Schlaf den folgenden Tag bestimmt, sondern umgekehrt gilt auch: Der Tag bestimmt die Nacht. Ein aktiv gestaltetes Wachleben mit Arbeit, Hobbys, Interessen und Kontakten zu anderen Menschen kann zu einem erholsamen Schlaf beitragen.

11 Medikamentöse Therapie bei Schlafstörungen

Wenn von Schlafstörungen Betroffene ärztlichen Rat suchen, dann endet der Besuch der Sprechstunde häufig mit der Verschreibung eines Schlafmittels. 20 bis 45 % der Patient:innen mit chronischen Schlafstörungen nehmen regelmäßig verschreibungspflichtige Schlafmittel ein. Diese Behandlungspraxis entspricht meistens nicht den Wünschen der Betroffenen: Eine Umfrage zeigte, dass nichtmedikamentöse Therapieverfahren eine wesentlich höhere Akzeptanz erfahren als die medikamentöse Therapie. Dass diese Überzeugung nicht immer rationalen Überlegungen entspringt, zeigt der Umstand, dass viele Betroffene davor zurückscheuen, ein verschreibungspflichtiges Schlafmittel ein- bis zweimal pro Woche einzunehmen, aber keine Probleme darin sehen, wesentlich häufiger dem Einschlafen mit einem alkoholischen Schlummertrunk nachzuhelfen (dessen Beipackzettel – gäbe es ihn denn – wesentlich mehr und gefährlichere Nebenwirkungen auflisten würde). Schlafmittel und Psychopharmaka haben nach wie vor im Bewusstsein der Öffentlichkeit ein denkbar schlechtes Image. Die Vorbehalte reichen von „Davon wird man nur abhängig“ bis hin zu „Das ist ein künstlicher Schlaf“.

Auch wenn diese kritische Haltung grundsätzlich begrüßenswert ist, wird dabei leicht übersehen, dass Schlafmittel trotz ihrer möglichen Nachteile dennoch Menschen mit schwer ausgeprägten Schlafstörungen erheblich entlasten können. Um das Risiko einer Abhängigkeit, das bei vielen Schlafmitteln gegeben ist, gering zu halten, bedarf es dabei immer einer durchdachten und auf den Einzelfall zugeschnittenen Behandlungsstrategie. Statt Schlafmittel wegen ihrer Nebenwirkungen und Nachteile zu verteufeln, sollte man auf den richtigen Umgang mit ihnen achten, damit diese Medikamente ihre Wirkung optimal entfalten können und die Nachteile und Nebenwirkungen gering gehalten werden können. Die Entscheidung über eine sinnvolle medikamentöse Therapie setzt daher einiges an Vorwissen und vor allem ein vertrauensvolles Verhältnis zwischen der behandelnden und der behandelten Person voraus.

Die Notwendigkeit einer unterstützenden medikamentösen Behandlung ergibt sich im Einzelfall auch daraus, dass heute zwar wirksame nichtmedikamentöse Therapietechniken existieren. Wissenschaftliche Studien zeigen aber, dass diese Techniken nur ein Drittel der Behandelten heilen. Ein weiteres Drittel profitiert zwar sehr von nichtmedikamentösen Therapietechniken, hat aber weiterhin Phasen und Situationen, in denen die Schlafstörung zuschlägt. Bei diesen Personen ist wahrscheinlich am ehesten ein unterstützender gelegentlicher Einsatz von Schlafmitteln die beste Methode, mit der sich eine wesentliche Besserung der Lebensqualität erreichen lässt. Schließlich gibt es aber auch ein Drittel von Betroffenen, die von nichtmedikamentösen Therapien so wenig profitieren, dass eine regelmäßige unterstützende medikamentöse Therapie erforderlich ist, um eine ausreichende Lebensqualität zu gewährleisten.

Die Hoffnung und Möglichkeit, durch die Einnahme einer Tablette endlich wieder schlafen zu können, hat für alle, die Schlafstörungen am eigenen Leibe kennen, etwas Beruhigendes wie auch Verführendes an sich. Beruhigend, weil die medikamentöse Therapie in vielen kritischen Situationen eine wirkliche Hilfe darstellt. Verführend, weil die eigentlichen Gründe der Schlafstörung oft weiter bestehen und die Behandlung die Symptome häufig nur vorübergehend beseitigt. Das eigentliche Dilemma der medikamentösen Therapie aber ist: Das ideale Schlafmittel gibt es bis heute nicht. Als alleinige Dauerlösung bei chronischen Schlafstörungen eignen sich Medikamente nach unseren Erfahrungen nur bei wenigen Menschen. Nach Möglichkeit sollte eine medikamentöse Therapie daher immer in Kombination mit einer nichtmedikamentösen Behandlung erfolgen.

11.1 Wie lange und wie häufig soll man Schlafmittel nehmen?

Die sichere und therapeutisch wirkungsvolle Anwendung von Schlafmitteln hängt wesentlich von der Dauer, Dosierung und Einnahmehäufigkeit ab. Generell gilt: so kurz wie möglich, so niedrig dosiert wie möglich und keinesfalls abrupt absetzen.

11.1.1 Dauer der Schlafmitteleinnahme

Als vertretbar wird von verschiedenen Fachkommissionen in aller Regel eine Dauer von vier bis acht Wochen angesehen. Diese Empfehlung gilt vor allem für die klassischen Schlafmittel (Benzodiazepine und Benzodiazepinrezeptoragonisten; siehe hierzu Kapitel 11.2) und für solche Patient:innen, bei denen keine andere organische oder psychiatrische Krankheit/Ursache vorliegt. Bei Schlafstörungen hingegen, die durch eine andere organische oder psychiatrische Krankheit verursacht werden, wird man ohnehin zunächst die Grunderkrankung behandeln. Dabei kann durchaus eine mehrmonatige bis jahrelange medikamentöse Therapie angezeigt sein.

Die Empfehlung, Schlafmittel nicht über längere Zeit zu nehmen, beruht auf folgenden Überlegungen:
1. Zu einer guten Therapie gehört der Grundsatz, dass man einen chronischen Medikamentenkonsum vermeiden sollte.
2. Mit zunehmender Behandlungsdauer steigt das Risiko einer Medikamentenabhängigkeit.
3. Die Wirksamkeit von Schlafmitteln über einen langen Zeitraum ist nicht nachgewiesen. Häufig kommt es zu Wirkungsverlust.

In Ausnahmefällen ist eine Behandlung mit Schlafmitteln über einen wesentlich längeren Zeitraum notwendig. Die Entscheidung darüber sollte durch eine kompetente ärztliche Fachkraft erfolgen. Bei der kleinen Gruppe von Patient:innen, die Benzodiazepine oder Benzodiazepinrezeptoragonisten ohnehin schon über einen langen Zeitraum in der normalen Dosis nehmen und damit gute Therapieerfolge haben, ist ein ausschleichendes Absetzen der Schlafmittel nur in zwingenden Fällen erforderlich.

11.1.2 Häufigkeit der Schlafmitteleinnahme und Behandlungskonzepte

Eine länger andauernde kontinuierliche Behandlung mit Schlafmitteln unterliegt immer der Gefahr, dass das Medikament an Wirkung verliert und es zu einer Abhängigkeit kommt. Diesen Risiken kann durch verschiedene Behandlungskonzepte vorgebeugt werden.

Bedarfstherapie

In diesem Fall wird das Schlafmittel nur dann genommen, wenn es gebraucht wird. Voraussetzung hierfür ist, dass die Schlafstörungen nur gelegentlich auftreten (z. B. immer vor Reisen, besonderen Anlässen) und/oder vorhersehbar ist, dass die Schlafstörung von selbst vorübergehen wird (z. B. Schlafstörungen während einer längeren, aber zeitlich absehbaren Stressperiode).

Vorteil: Die betroffene Person selber entscheidet aktiv, wann sie eine medikamentöse Hilfe braucht.

Nachteil: Die Gefahr wird verstärkt, dass die betroffene Person lernt, bestimmte Situationen nur mithilfe eines Medikamentes zu bewältigen, und damit das Vertrauen in die eigenen Kräfte (die sogenannte Selbstkompetenz) verliert.

Intervalltherapie

Hier wird das Medikament regelmäßig täglich für maximal vier Wochen eingenommen und dann ausschleichend abgesetzt. Nach mehreren medikamentenfreien Wochen kann es bei Bedarf wieder für ein festes Intervall genommen werden. Studien zeigen, dass nach Ausschleichen des Medikamentes Schlafstörungen weiter vermindert sind. Ein Wirkungsverlust wird vermieden. Problematisch dürfte eine Intervalltherapie sein, wenn während des medikamentenfreien Intervalls keine alternativen Therapiemethoden eingesetzt werden.

Kontrollierte Bedarfsintervalltherapie

Hier darf das Medikament nur zwei- bis dreimal pro Woche eingenommen werden. Es wird jeweils zu Wochenbeginn festgelegt, an welchen Abenden das Schlafmittel eingenommen werden darf. Je nach Erfordernissen der betroffenen Person sollte entschieden werden, ob diese Abende von ihr frei wählbar sind (gleicher Nachteil wie bei der Bedarfstherapie) oder ob man stattdessen besser ein festes Standardintervall wählt (z. B. jede dritte Nacht), wobei in diesem Fall das Mittel nur dann zu dem festen Termin genommen wird, wenn tatsächlich Einschlafprobleme bestehen. Diese Form der intermittierenden Medikamenteneinnahme kann gute Verbesserungen des Schlafes auf lange Sicht zeigen, wenn gleichzeitig die betroffene Person darin geschult wird, ein nichtmedikamentöses Therapieverfahren parallel dazu anzuwenden.

11.1.3 Absetzen von Schlafmitteln

Grundsätzlich gilt Folgendes: Eine Veränderung in der Dosierung bzw. ein vollständiges Absetzen eines Medikamentes sollte nur nach ärztlicher Absprache erfolgen. Schlafmittel werden ausschleichend abgesetzt, indem die Dosis und ggf. später die Einnahmehäufigkeit kontinuierlich verringert werden. Hierdurch werden Entzugseffekte abgemildert oder ganz vermieden. Die Dauer des Ausschleichens richtet sich nach der Dauer der Einnahme. Sie kann sich über mehrere Monate hinziehen (bei zuvor jahrelanger Schlafmitteleinnahme) oder über Wochen (bei zuvor mehrmonatiger Einnahme). Bei jedem Schritt des Ausschleichens kann es ggf. zu einer kurzfristigen Verschlechterung des Schlafes für wenige Nächte kommen. Hierauf ist die Person, die das Medikament einnimmt, entsprechend vorzubereiten, damit sie nicht vorschnell zu der alten Dosis zurückkehrt. Nach unseren eigenen Erfahrungen zeigen sich die geringsten Probleme beim Ausschleichen, wenn der Absetzprozess im Rahmen einer nichtmedikamentösen Therapie erfolgt. Man beginnt hier zunächst bei unveränderter Medikation mit der nichtmedikamentösen Therapiemaßnahme, bis sich ein deutlicher Effekt auf die Schlafstörung zeigt, und beginnt dann erst das Schlafmittel zu reduzieren.

11.2 Welche Schlafmittel gibt es?

Als Schlafmittel können verschiedene Wirkstoffe eingesetzt werden, angefangen von pflanzlichen Mitteln und Melatonin über Benzodiazepine, die sogenannten Benzodiazepinrezeptoragonisten (Z-Substanzen), Orexinrezeptorantagonisten bis hin zu Antidepressiva und Neuroleptika.

Die Wahl eines Schlafmittels hängt von verschiedenen Faktoren ab:

a) Ursache der Schlafstörungen (so wird man z.B. bei Schlafstörungen, die durch eine Depression verursacht werden, zunächst Antidepressiva verwenden),
b) Symptomatik (Ein- und/oder Durchschlafstörungen),
c) Alter der Person, die das Schlafmittel einnehmen soll,
d) Dauer und bisherige medikamentöse Therapie der Schlafstörung,
e) andere Faktoren, bei denen bestimmte Medikamente nicht verschrieben werden dürfen (u.a. Herz-Kreislauf-Erkrankungen, Leber- und

Nierenerkrankungen, Augenerkrankungen wie grüner Star, Suchterkrankungen in der persönlichen Vorgeschichte, andere Medikamente, die sich mit bestimmten Schlafmitteln nicht vertragen).

Die folgende Übersicht gibt einen beispielhaften Überblick über die heute bei der Behandlung von Schlafstörungen verwendeten Wirkstoffe.

Gängige als Schlafmittel verwendete Wirkstoffe (Beispiele)

1. **Naturpräparate:** Baldrian, Hopfen, Passionsblume, Lavendel, Melisse, Johanniskraut
2. **Benzodiazepine:**
   a) *langwirkend (24 Stunden und mehr):* Flurazepam, Flunitrazepam, Nitrazepam, Diazepam
   b) *mittellang wirkend (5 bis 24 Stunden):* Lormetazepam, Temazepam
   c) *kurzwirkend (weniger als 5 Stunden):* Triazolam
3. **Nichtbenzodiazepin-Rezeptoragonisten („Z-Substanzen"):** Zolpidem, Zopiclon, Eszopiclon
4. **Orexinrezeptorantagonisten:** Daridorexant
5. **Antidepressiva:** Doxepin, Amitriptylin, Trimipramin, Mirtazapin, Agomelatin
6. **Neuroleptika:** Melperon, Pipamperon, Quetiapin
7. **Antihistaminika:** Diphenhydramin, Doxylamin, Promethazin
8. **Melatonin:** retardiertes Melatonin (als rezeptpflichtiges Präparat für Personen ab 55 Jahren); Melatonin ist seit einigen Jahren darüber hinaus frei verkäuflich erhältlich (Tabletten, Saft, Sprays)

11.2.1 Pflanzliche Mittel

Fast jeder von Schlafstörungen betroffene Mensch hat – vor allem am Anfang seiner Schlafstörungen – versucht, diese mit rezeptfreien, pflanzlichen Mitteln zu behandeln. Baldrian, Hopfen, Passionsblume, Melisse und Johanniskraut werden dabei als Einzel- bzw. Kombinationspräparate am häufigsten eingesetzt.

Obwohl pflanzlichen Schlafmitteln eine leicht müde machende und stimmungsaufhellende Wirkung zugeschrieben wird, profitieren davon in der

Regel höchstens Menschen mit leichten Schlafstörungen. Ein ausreichender wissenschaftlich überprüfter Nachweis der Wirksamkeit bei Schlafstörungen existiert für keine der Wirksubstanzen, auch wenn vereinzelte Studien für Baldrian eine schlafregulierende Wirkung fanden.

11.2.2 Benzodiazepine

Benzodiazepine bewirken im Gehirn, dass vorhandene Hemm-Mechanismen in ihrer Wirkung verstärkt werden. Bildlich gesprochen: Stellen Sie sich unser Gehirn wie eine Maschine vor: Im Wachzustand läuft diese Maschine sehr schnell. Um in den Schlaf zu gelangen, aber auch in anderen Situationen, wenn diese schnelle Aktivität hinderlich wird (z.B. wenn man sich in einen Erregungszustand wie Angst hineinsteigert), braucht man also eine Bremse. Die wichtigste bremsende Substanz im Gehirn ist die sogenannte Gamma-Amino-Buttersäure (GABA). Benzodiazepine verstärken die Wirkung von GABA. Dabei entfalten sie mehrere Wirkungen:

a) sedierend/hypnotisch (beruhigend, dämpfend bzw. müde/schläfrig machend),
b) muskelrelaxierend (die Muskeln entspannend),
c) anxiolytisch (angstlösend),
d) sie sind antikonvulsiv, d.h. krampflösend bzw. -verhindernd und wirken
e) antiaggressiv.

Die Wirkdauer der Benzodiazepine hängt u.a. davon ab, wie schnell die Substanz im Körper wieder abgebaut wird. Dieser Substanzabbau wird über die sogenannte Halbwertszeit erfasst, d.h. die Zeitdauer, in der die Stoffkonzentration im Körper auf die Hälfte des anfänglichen Wertes abfällt. Die Halbwertszeiten liegen je nach Medikament zwischen wenigen Stunden und mehr als 24 Stunden. Entsprechend unterscheidet man folgende drei Gruppen, mit denen unterschiedliche Vor- und Nachteile verbunden sind:

1. *Kurzwirkende Benzodiazepine* werden vor allem bei Einschlafstörungen eingesetzt. Sie haben weniger Überhangeffekte (Überhangeffekt = man fühlt sich auch noch am Tage benommen) als andere Benzodiazepine und beeinträchtigen daher wenig die Leistungsfähigkeit am Tage. Sie können aber zu Rebound(= Rückschlag)-Phänomenen wie frühmor-

gendlichem Aufwachen bzw. vorzeitigem Erwachen bereits im Verlauf einer Nacht führen.

2. *Mittellangwirkende Benzodiazepine* werden am häufigsten bei Ein- und Durchschlafstörungen eingesetzt. Die Auswirkungen auf die Wachheit am Tage sind eher gering.
3. *Langwirkende Benzodiazepine* werden dann eingesetzt, wenn neben der Schlafbeeinflussung auch eine Angstdämpfung am nächsten Tag angestrebt wird. Der Tagesüberhang kann aber zu erheblichen Einschränkungen der Leistungsfähigkeit und Aufmerksamkeit (siehe Nachteile und Risiken) führen.

Nachteile und Risiken von Benzodiazepinen

Im Folgenden werden die wichtigsten Nachteile und Risiken einer langfristigen medikamentösen Behandlung mit Benzodiazepinen kurz beschrieben.

- *Veränderungen des natürlichen Schlafmusters:* Benzodiazepine führen zu einer Verminderung des Tiefschlafes und z. T. auch des REM-Schlafes. Die Verlängerung der Gesamtschlafzeit geht hauptsächlich auf eine Zunahme des leichten Schlafes zurück. Objektiv beträgt die Verlängerung der Gesamtschlafzeit durch Einnahme von Benzodiazepinen – im Schlaflabor gemessen – im Mittel nur eine halbe Stunde. Subjektiv überschätzen aber die meisten Personen, die Benzodiazepine einnehmen, diesen Gewinn. Diese Überschätzung geht möglicherweise auf die angstlösende und gedächtnisbeeinflussende Wirkung mancher Substanzen zurück.
- *Tagesüberhang:* Je nach Wirkdauer des Medikamentes kann es auch noch am Tage zu einer Beeinträchtigung der Konzentrations- und Leistungsfähigkeit sowie des Reaktionsvermögens (Unfallrisiko!) kommen. Häufig werden diese Effekte von den Betroffenen nach einiger Zeit nicht mehr bewusst wahrgenommen, obwohl sie weiterhin vorhanden sind.
- *Reboundinsomnie:* Der englische Begriff „rebound" bedeutet soviel wie „Rückprall". Mit der sogenannten Reboundinsomnie (auch: Absetzinsomnie) bezeichnet man die bei abruptem oder zu schnellem Absetzen eines Schlafmittels erneut und nicht selten verstärkt auftretende Schlafstörung/Schlaflosigkeit. Bei den neuen Nichtbenzodiazepinen ist diese Nebenwirkung geringer ausgeprägt. Am stärksten treten Absetzschlafstörungen bei hoher Dosierung und bei Mitteln mit kurzer Wirkdauer auf.

- *Entzugserscheinungen:* Abruptes Absetzen eines Schlafmittels kann neben der Absetzinsomnie zu einer Reihe anderer Entzugssymptome führen wie Angstzustände, Zittern, Alpträume, Erregungs- und Unruhezustände.
- *Toleranzentwicklung:* Zahlreiche Schlafmittel verlieren nach einiger Zeit an Wirkung. Bei Benzodiazepinen ist nach zwei bis vier Wochen mit einer Wirkungsabschwächung zu rechnen. Eine Dosissteigerung ist dann häufig die Folge.
- *Abhängigkeit/Sucht:* Aufgrund der Toleranzentwicklung kann es bei einigen Personen zur Dosissteigerung und entsprechender Entzugssymptomatik kommen, sodass man hier von einer physischen (körperlichen) Abhängigkeit spricht. Das Risiko einer solchen Abhängigkeit ist jedoch geringer einzustufen als das Abhängigkeitsrisiko bei entsprechenden illegalen Drogen oder legalen Suchtmitteln (Alkohol, Nikotin). Das Risiko steigt mit zunehmender Dosierung und Therapiedauer. Das Abhängigkeitsrisiko der Benzodiazepinrezeptoragonisten (siehe Kapitel 11.2.3) wird im Vergleich zu dem von herkömmlichen Benzodiazepinen als geringer eingeschätzt. Von der körperlichen Abhängigkeit unterschieden werden muss die psychische Abhängigkeit.
- *Psychische Abhängigkeit:* Bei jeder Form der Schlafmitteleinnahme (selbst wenn es sich um ein unwirksames Schlafmittel handeln würde) besteht das Risiko, dass über kurz oder lang die betreffende Person zu der Überzeugung gelangt, ohne Schlafmittel nicht mehr schlafen zu können, und daher gewohnheitsmäßig abends zur Tablette greift. Ohne Tablette (z. B. wenn man das Medikament auf einer Reise vergessen hat, einzupacken) entsteht dann der Gedanke: „Ohne mein Schlafmittel kann ich nicht schlafen – also werde ich wohl die ganze Nacht wachliegen." Die dadurch hervorgerufene Beunruhigung reicht dann in der Tat aus, den Schlaf zu vertreiben (siehe auch Kapitel 3.4 zum Teufelskreislauf der Schlaflosigkeit).
- *Muskelrelaxation:* Benzodiazepine habe eine muskelentspannende Wirkung. Bei älteren Menschen besteht daher eine erhöhte Sturzgefahr, wenn sie in der Nacht aufstehen müssen, um z. B. zur Toilette zu gehen.
- *Atemsuppression* („Atemunterdrückung"): Benzodiazepine beeinträchtigen die Atmung. Bei vorbelasteten Personen (z. B. Asthma) – insbesondere bei solchen, bei denen neben der Schlafstörung auch ein Schlaf-Apnoe-Syndrom (krankhaftes Schnarchen, siehe Kapitel 12.1) vorliegt – kann sich dieser Effekt verhängnisvoll auswirken.
- *Paradoxe Reaktionen:* Bei einigen Personen, insbesondere älteren Menschen und Kindern, kann es statt der beruhigenden Wirkung

zu einer gegenteiligen Reaktion mit Erregung, Unruhe, Angst und Panik kommen.

- *Gedächtnis:* Benzodiazepine können zu vorübergehenden Beeinträchtigungen des Gedächtnisses führen (Vergessen von Vorkommnissen in der Nacht, Beeinträchtigungen beim Lernen neuer Gedächtnisinhalte). Dies gilt besonders für die kurz wirksamen Benzodiazepine (z. B. Triazolam). Bei diesen sehr schnell wirkenden Medikamenten wurden auch teilweise Angstsymptome am Tage als Nebenwirkung berichtet.
- *Wechselwirkungen:* Alle Schlafmittel weisen Wechselwirkungen mit anderen Medikamenten auf. Insbesondere die gleichzeitige Einnahme von Alkohol kann Wirkungen und Nebenwirkungen erheblich verstärken und sollte daher unterbleiben.

11.2.3 Nichtbenzodiazepinhypnotika bzw. Benzodiazepinrezeptoragonisten

Ende der 1980er und Anfang der 1990er Jahre erschienen die sogenannten „Nichtbenzodiazepinhypnotika" auf dem Markt und lösten die Vorherrschaft der Benzodiazepine als Mittel der ersten Wahl bei Schlafstörungen ab. Sie werden auch kurz als „Z-Substanzen" bezeichnet, da die ersten in Deutschland zugelassenen Inhaltsstoffe alle mit dem Buchstaben Z begannen. Zur Gruppe der Z-Subtanzen gehören Zopiclon, Zolpidem und Eszopiclon. Chemisch sind die Z-Substanzen nicht mit den Benzodiazepinen verwandt (daher der Begriff Nichtbenzodiazepinhypnotika). Sie wirken aber ebenfalls über die Andockstellen des GABA-Systems, allerdings spezifischer, sodass diese Substanzen vorrangig nur noch schlafanstoßend sind und die anderen bekannten Benzodiazepineffekte wie z. B. die angstlösende Wirkung nur abgeschwächt bzw. erst in höheren Dosen auftreten.

Ein weiterer Vorteil dieser Substanzen ist ihre geringe Halbwertszeit (Zopiclon: drei bis sechs Stunden; Zolpidem: zwei bis vier Stunden; Eszopiclon: fünf bis acht Stunden), die dazu beiträgt, dass die meisten Menschen nach Einnahme dieser Mittel am Folgetag keine oder nur geringfügige Beeinträchtigungen der Leistungsfähigkeit beklagen. Schließlich lassen die Z-Substanzen die normale Schlafstruktur weitgehend unbeeinträchtigt. Kontrovers wird nach wie vor die Einschätzung des Abhängigkeitsrisikos diskutiert. Auch bei Z-Substanzen besteht das Risiko des Wirkungsverlustes und der Entwicklung einer Abhängigkeit. Entsprechend lauten auch die Empfehlungen im Beipackzettel – vergleichbar dem der Benzodiazepine – und begrenzen die Anwendung auf durchschnittlich vier Wochen. Im Vergleich zu Benzodiazepinen weisen Z-Substanzen aber insgesamt ein günstigeres Nutzen-Risiko-Verhältnis auf und machen sie heutzutage zum Mittel der ersten Wahl.

Dem Risiko einer Abhängigkeitsentwicklung kann insbesondere bei Z-Substanzen dadurch vorgebeugt werden, dass man das Medikament nicht regelmäßig einnimmt (siehe Kapitel 11.1.2). Studien zu einer diskontinuierlichen Einnahme zeigen, dass dabei eher dazu tendiert wird, die Einnahmehäufigkeit sogar zu senken (z. B. von vier bis fünf auf drei bis vier Nächte pro Woche) und dass die Wirksamkeit einer solchen Einnahmepraxis vergleichbar der einer regelmäßigen, täglichen Einnahme ist, ohne dass sich Effekte einer Toleranzentwicklung einstellen. Allerdings fehlt es auch hier an aussagekräftigen Langzeitstudien über die Dauer von sechs Monaten. In der Praxis stellt ein solches Vorgehen eine pragmatische und in der Regel effektive und relativ sichere Entlastungsmöglichkeit für Betroffene mit chronischen Schlafstörungen dar.

11.2.4 Orexinrezeptorantagonisten

1998 wurde das Verständnis der Schlaf-Wach-Regulation im Gehirn durch die Entdeckung des Überträgerstoffs Orexin um einen wichtigen Baustein erweitert. Orexin (auch Hypocretin genannt) spielt im Gehirn eine wichtige Rolle, indem es den Zustand der Wachheit fördert und stabilisiert. Ein Mangel an Orexin führt entsprechend zu einer krankhaften Schläfrigkeit, wie man es bei der Schlafkrankheit Narkolepsie findet. Durch Wirkstoffe, die als Gegenspieler (sogenannte Antagonisten) die Wirkung von Orexin im Gehirn blockieren, versucht man, diesen schläfrig machenden Effekt bei der Behandlung von chronischen Schlafstörungen zu nutzen. Damit gibt es seit langer Zeit zum ersten Mal einen neuartigen medikamentösen Therapieansatz zur Behandlung von Schlafstörungen. In den USA wurde der erste Orexinantagonist (Suvorexant) bereits 2014 zugelassen. In Europa/Deutschland ist mit dem Wirkstoff Daridorexant seit Ende 2022 erstmalig auch ein Wirkstoff aus dieser Gruppe zugelassen und rezeptpflichtig erhältlich. Die vorliegenden Studienergebnisse zeigen, dass der Wirkeffekt auf den Schlaf ähnlich gut bzw. leichtgradig besser ist als der von Z-Substanzen. Darüber hinaus finden sich bislang keine Hinweise auf einen Wirkstoffverlust oder eine Abhängigkeitsentwicklung. Wirkung und Nebenwirkungen dieser neuen Medikamentengruppe lassen sich aber aus unserer Sicht aufgrund der kurzen Anwendungsdauer noch nicht sicher beurteilen.

11.2.5 Antidepressiva

So mancher von Schlafstörungen betroffene Mensch ist darüber irritiert, dass ihm von ärztlicher Seite ein Mittel verschrieben wird, das eigentlich in erster Linie zur Behandlung von Depressionen eingesetzt wird, nämlich ein Antidepressivum.

Die Verschreibung von Antidepressiva bei Schlafstörungen kann jedoch auch dann sinnvoll sein, wenn man nicht unter schweren Depressionen leidet, weil einige dieser Medikamente auch eine schlafanstoßende Wirkung besitzen. Antidepressiva wirken in unterschiedlichem Maße:
a) depressionslösend, stimmungsaufhellend,
b) beruhigend-dämpfend oder aktivierend,
c) antriebssteigernd oder antriebsdämpfend.

Wichtig bei Depressionen ist: Der stimmungsaufhellende Effekt tritt im Gegensatz zu der schlafanstoßenden Wirkung erst nach zwei bis drei Wochen auf. Zur Behandlung von Schlafstörungen greift man natürlich auf solche Antidepressiva zurück, die eine eher beruhigend-dämpfende Wirkung haben (Wirkstoffe sind Amitriptylin, Doxepin, Trimipramin, Mirtazapin).

Steht die Behandlung der Schlafstörung im Vordergrund, kann die Behandlung mit einer niedrigeren Dosierung begonnen werden als bei einer vorliegenden depressiven Störung (10 bis 25 mg, ca. 30 Minuten vor dem Zubettgehen). Die optimale Dosis für eine schlafanstoßende Wirkung schwankt jedoch von Mensch zu Mensch. Werden Antidepressiva nur zur Behandlung einer Schlafstörung ohne eine begleitende Depression eingesetzt, können sie auch bedarfsweise (z.B. nur zwei- bis dreimal pro Woche) genommen werden. Bei Vorliegen einer gleichzeitigen Depression ist hingegen eine kontinuierliche Einnahme erforderlich.

Spezielle Vorteile/Nutzen der Antidepressiva-Therapie bei Schlafstörungen

- Antidepressiva haben ein wesentlich geringeres Abhängigkeitspotenzial als Benzodiazepine. Sie werden daher bevorzugt bei einer länger

andauernden Behandlung eingesetzt sowie bei Personen, die in ihrer Vorgeschichte oder gegenwärtig eine Suchterkrankung oder Medikamentenabhängigkeit aufweisen.
- Sie sind das Mittel der Wahl sowohl bei Schlafstörungen, die durch eine Depression hervorgerufen werden, als auch bei solchen Schlafstörungen, bei denen es als Folge der Schlafstörung im Laufe der Zeit zu einer ausgeprägten ängstlich-depressiven Begleitsymptomatik gekommen ist.
- Sie wirken nicht muskelentspannend (geringere Sturzgefahr in der Nacht; geringere Beeinträchtigung der Atmung in der Nacht).
- Antidepressiva können vorübergehend als Zusatzmedikation zu einem Benzodiazepin gegeben werden, um das Ausschleichen des Benzodiazepins zu erleichtern.
- Absetzerscheinungen sind bei niedriger Dosierung selten. Aber auch Antidepressiva sollten ausgeschlichen werden.

Nachteile von Antidepressiva

- Die schlafanstoßende Wirkung ist geringer als die von Benzodiazepinen.
- Antidepressiva haben deutlich mehr Nebenwirkungen als Benzodiazepine (u.a. Mundtrockenheit, Sehstörungen, Verstopfung, Blutdrucksenkung, Herzklopfen und Herzrhythmusstörungen, Verwirrtheitszustände, Gewichtszunahme, Libido- und Potenzverlust, Leberfunktionsstörungen). Die Empfindlichkeit für diese Nebenwirkungen ist von Mensch zu Mensch sehr unterschiedlich ausgeprägt.
- Antidepressiva sind langwirksame Mittel, d.h., sie wirken auch noch am Tage fort. Dieser stimmungsaufhellende, beruhigend-dämpfende Überhangeffekt kann je nach Patient:in und Symptomatik erwünscht oder lästig sein. Besonders häufig werden ausgeprägte Überhangeffekte bis in die späten Vormittagsstunden hinein bei Mirtazapin beklagt. Bei einigen gibt sich dieser Effekt nach ein bis zwei Wochen, bei anderen scheint er unverändert fortzubestehen und führt oft zum Therapieabbruch.
- Auch bei Antidepressiva kann es wahrscheinlich zu einer Gewöhnung bzw. Toleranzentwicklung kommen, d.h., das Mittel verliert nach einigen Wochen nach und nach seine schlafanstoßende Wirkung.
- Die Langzeitwirkung über mehrere Monate ist ebenso wie bei Benzodiazepinen nicht ausreichend nachgewiesen.

- Antidepressiva unterdrücken bzw. vermindern den Traumschlaf (REM-Schlaf) mit Ausnahme von Trimipramin.
- Antidepressiva können vereinzelt „periodische Bewegungen im Schlaf" verursachen oder – wenn schon vorhanden – verstärken und dadurch selber Schlafstörungen hervorrufen.
- Eine Überdosis kann tödlich wirken.

Eine Sonderstellung unter den Antidepressiva nimmt der Wirkstoff Agomelatin ein. Es handelt sich um einen mit Melatonin verwandten Stoff, der gleichzeitig auch Serotonin beeinflusst. Dadurch soll er sowohl stimmungs- als auch schlafregulierend wirken. Im Vergleich zu den anderen Antidepressiva gilt Agomelatin als relativ gut verträglich.

11.2.6 Neuroleptika

Neuroleptika sind Medikamente, die man in erster Linie zur Behandlung von schweren psychischen Störungen, den sogenannten Psychosen, verwendet. Sie wirken antipsychotisch, ohne das Bewusstsein und die intellektuellen Fähigkeiten wesentlich zu beeinflussen. Die antipsychotische Wirkung bedeutet für eine unter einer Psychose leidende Person, dass sich Erregungszustände, gefühlsmäßige Spannungen, Angst, Trugwahrnehmungen und wahnhafte Gedanken verringern. Neuroleptika ermöglichen auch eine Distanzierung von der Psychose, d. h. die betroffene Person kann ihren Zustand selber als krankhaft erkennen. In der Langzeitbehandlung von psychotischen Patient:innen beugen die Neuroleptika außerdem einer Wiedererkrankung vor. Neben dieser antipsychotischen bzw. im eigentlichen Sinne „neuroleptischen" Wirkung besitzen einige Neuroleptika, unterschiedlich stark ausgeprägt, auch eine sedierend-beruhigende und dämpfende Wirkung. Es sind diese Wirkstoffe, die man sich bei der Behandlung von Schlafstörungen zunutze macht.

Vorteile der Neuroleptika

- Sie sind das Mittel der Wahl bei Schlafstörungen, die durch eine Psychose/Schizophrenie hervorgerufen werden.
- Neuroleptika haben im Vergleich zu Benzodiazepinen ein wesentlich geringeres Abhängigkeitsrisiko. Gewöhnungseffekte (Abnahme der Wirkung, Dosissteigerung) kommen zumeist nicht vor.

- Die Nebenwirkungen auf das Herz-Kreislauf-System sind geringer als bei Antidepressiva.
- Sie können als Schlafmittel eingesetzt werden bei Personen, die keine Benzodiazepine und/oder Antidepressiva nehmen dürfen (z.B. wegen eines Abhängigkeitsrisikos).
- Sie sind weniger giftig als Antidepressiva.
- Keine Verminderung des REM-Schlafes.

Nachteile

- Ein wissenschaftlicher Nachweis der Wirksamkeit in der Behandlung von Schlafstörungen, die nicht eine Folge von psychotischen Grunderkrankungen sind, steht noch aus.
- Neuroleptika haben, ähnlich wie Antidepressiva, wesentlich mehr Nebenwirkungen als Benzodiazepine (u.a. Mundtrockenheit, Schwitzen, Sehstörungen, Zittern, Kreislaufbeschwerden, Herzrhythmusstörungen, Blutbildveränderungen, Depressionen, in hoher Dosierung Störungen der Gesichtsmuskulatur, Gewichtszunahme usw.).
- Als Folge langjähriger Neuroleptikaeinnahme kann es zu sogenannten Spätdyskinesien kommen.
- Aufgrund der langen Wirkdauer kommt es zu Überhangeffekten am nächsten Tag.
- Die Wirkung als Schlafmittel bei nicht psychotischen Patient:innen, insbesondere die Langzeitwirkung, ist bisher unzureichend überprüft.

11.2.7 Antihistaminika

Antihistaminika werden normalerweise zur Behandlung von allergischen Reaktionen eingesetzt. Einige der älteren Antihistaminika haben auch eine müde machende (Neben-)Wirkung, die man sich in diesem Fall als Schlafmittel zunutze macht. Wirkstoffe sind vor allem Diphenhydramin und Doxylamin.

Diese Medikamente sind bislang ohne Rezept erhältlich, was bei vielen Betroffenen zu der falschen Annahme führt, damit ein harmloses Schlafmittel zu erwerben. Die schlafanstoßende Wirkung der Antihistaminika ist geringer als die von rezeptpflichtigen Schlafmitteln. Ihre Wirkung tritt langsamer ein (ein bis drei Stunden). Die Wirkdauer ist mittellang, sodass es zu Überhangeffekten am Tage kommen kann (Beeinträchtigung des Reaktionsvermögens z.B. beim Autofahren!). Bei längerem Gebrauch kommt es nach klinischen Beobachtungen zu einem Wirkungsverlust bzw. Gewöhnungseffekten. Teilweise scheint ein Abhängigkeitspotenzial zu bestehen. Antihistaminika haben außerdem ähnliche Nebenwirkungen wie Antidepressiva, d.h. es kann zu Nebenwirkungen kommen wie: Mundtrockenheit, Verstopfung, Beschwerden bei der Blasenentleerung, Sehstörungen, Benommenheit am Tage. Gerade bei älteren Personen ist Vorsicht geboten, da diese Mittel zur Entwicklung eines sogenannten Delirs (schwerer Verwirrtheitszustand) beitragen können.

Neben den frei verkäuflichen Antihistaminika gibt es auch rezeptpflichtige Wirkstoffe. Hierzu zählt vor allem Promethazin, das vor allem zur Behandlung von Unruhe- und Erregungszuständen bei psychiatrischen Erkrankungen eingesetzt wird.

Insgesamt ist diese Substanzgruppe in Bezug auf die Behandlung von Schlafstörungen wenig untersucht. Von diesen Medikamenten dürften vor allem Menschen mit leichten, nicht chronifizierten Schlafstörungen profitieren, die sporadisch auf ein Schlafmittel zurückgreifen wollen. Aus klinischer Sicht sind selbst für die Kurzzeittherapie rezeptpflichtige Schlafmittel der neueren Generation (Z-Substanzen) zu bevorzugen, die ein günstigeres Nutzen-Risiko-Profil aufweisen.

11.2.8 Melatonin

Melatonin ist ebenfalls chemisch verwandt mit dem Neurotransmitter Serotonin und wird im Körper aus dem natürlich vorkommenden L-Tryptophan gebildet. Melatonin selber wird im Zentralnervensystem in der Zirbeldrüse (Epiphyse) produziert. Es ist als Botenstoff wesentlich an der Steuerung der Tag-Nacht-Rhythmen beteiligt, indem es einerseits die (wachmachende) Aktivität der inneren Uhr hemmt. Andererseits bewirkt Melatonin bei vorzeitiger Einnahme eine zeitliche Phasenverschiebung der Schlaf-Wach-Rhythmik. Oder anders ausgedrückt: Durch Melatonin kann die innere Uhr verstellt werden. Unter natürlichen Bedingungen wird Melatonin von der Zirbeldrüse ausgeschüttet, wenn die innere Uhr über die Sehnerven keine wachmachenden Lichtimpulse mehr empfängt. Melatonin stellt damit quasi das Signalhormon für die Ruhephase dar.

Eine schlafanstoßende Wirkung von Melatonin im Sinne einer leichten Abnahme der Einschlafdauer ist nachgewiesen. Eine Verbesserung der Schlafdauer bei chronischen Schlafstörungen konnte jedoch nicht belegt werden. Wirksamkeit entfaltet Melatonin vor allem bei Schlaf-Wach-Rhythmus-Störungen und bei Schlafstörungen infolge eines Jetlags. Insgesamt gilt Melatonin als ein gut verträglicher Wirkstoff mit relativ geringen Nebenwirkungen. Gleichzeitig ist der Nutzen in der Behandlung von chronischen Schlafstörungen umstritten.

Neben den frei verkäuflichen Melatoninpräparaten gibt es ein verschreibungspflichtiges Medikament unter dem Handelsnamen Circadin®. Es ist zur Behandlung primärer Insomnien bei Personen ab 55 Jahren zugelassen. Im Gegensatz zum natürlichen Melatonin, das bereits nach 10 bis 40 Minuten im Körper zur Hälfte abgebaut ist, hat es eine verzögerte Freisetzung und wirkt bis zu vier Stunden.

12 Andere Schlafstörungen

Dieses Buch beschäftigt sich vorrangig mit nichtorganischen Ein- und Durchschlafstörungen. Wie schon in Kapitel 2 beschrieben, gibt es darüber hinaus aber noch zahlreiche andere Schlafstörungsarten. In diesem Kapitel sollen die wichtigsten von ihnen etwas genauer dargestellt werden.

12.1 Schlafbezogene Atmungsstörungen – krankhaftes Schnarchen

Über die Hälfte der erwachsenen Bevölkerung jenseits des 50. Lebensjahres schnarcht. Ursächlich hierfür ist, dass Gewebeteile im hinteren Bereich des Rachenraumes im Luftstrom vibrieren. An dieser Stelle wird der Atemweg nämlich nicht durch Knochen oder Knorpel gestützt, sondern allein durch Muskeln und Bindegewebe. Da die Muskelspannung mit dem Einschlafen nachlässt, kommt es bei allen Menschen im Schlaf zu einer erheblichen Zunahme des Atemwegswiderstandes. Mit zunehmendem Alter verschleißt – auch bei Männern – das Bindegewebe. Kommen zusätzliche Fetteinlagerungen durch Übergewicht hinzu, wird die Engstelle im hinteren Rachenraum noch instabiler. Besonders problematisch ist dabei die Rückenlage, in der zusätzlich der dicke Zungenmuskel zurückrutschen und den Atemweg verengen kann. Auch Alkohol kann aufgrund seiner muskelentspannenden Wirkung leicht zu einem vermehrten Schnarchen beitragen.

Schnarchen stellt zunächst für die Person, die im gleichen Bett mitschläft, eine Störung dar. Ab einer bestimmten Lautstärke finden sich bei Partner:innen von Schnarchenden auch objektive Störungen der Schlafqualität. Daher ist in solchen Fällen eine Trennung des Schlafraumes anzuraten. Nicht jede:r, der schnarcht, ist selber krank. Bei ca. 3 bis 5 % der Bevölkerung geht das Schnarchen aber mit gehäuften Atempausen oder Atemabflachungen einher. In diesem Fall vibrieren nicht nur Gewebeteile im Luftstrom, sondern der Atemweg verengt sich oder klappt an dieser Stelle vollständig zu. Der Körper bekommt keine Luft mehr. In der Fachsprache wird ein solcher Verschluss des Atemweges als obstruktive Schlaf-Apnoe (bzw. die Verengung als Hypopnoe) bezeichnet. Apnoen und Hypopnoen kommen auch bei Gesunden vor. Bis zu einer Häufigkeit von fünfmal pro Stunde im Schlaf gelten sie in der Regel als normal. Als krankhaft bezeichnet man eine Häufigkeit von mehr als zehnmal pro Stunde Nachtschlaf. Als Folge eines einzelnen Atemaussetzers beginnt nach einigen Sekunden der Sauerstoffgehalt im Blut zu sinken – für das menschliche Gehirn eine äußerst bedrohliche Situation. Es reagiert mit einem Anstieg der Herzfrequenz und des Blutdrucks, so als würde man tatsächlich gerade erwürgt. Gleichzeitig wird das Gehirn zunehmend wacher. Mit ansteigender Wachheit nimmt auch die Muskelspannung wieder zu und der Atemweg öffnet sich wieder. Damit verbunden ist häufig das laute explosionsartige Aufschnarchen mit nachfolgendem vertieftem Ein- und Ausatmen. Häufig wird die schnarchende Person selber nicht bewusst wach.

Folgen von Schlaf-Apnoen

Die Folgen von gehäuften Schlaf-Apnoen sind gravierend:

- Der Schlaf ist durch die häufigen mit den Apnoen einhergehenden Weckreaktionen zerstückelt. Tiefschlafstadien werden kaum erreicht. Die Schlaferholsamkeit ist nicht gewährleistet, selbst wenn Betroffene acht oder mehr Stunden schlafen.
- Aufgrund der schlechten Schlafqualität kommt es am Tage zu einem starken Schlafdruck, sodass ein Einschlafen auch in gefährlichen Situationen wie z. B. beim Autofahren immer wahrscheinlicher wird.
- Die betroffene Person gefährdet dadurch sich und andere!
- Aufgrund der mangelnden Schlaferholsamkeit ist die Stimmung und Leistungsfähigkeit am Tage stark beeinträchtigt.
- Längere Atempausen in der Nacht führen zu einem Absterben von Nervenzellen – langfristige Folge: Die intellektuelle Leistungsfähigkeit nimmt ab (etwa ähnlich, als wenn man jede Nacht im Vollrausch verbringen würde).
- Die Atemstillstände und die dadurch ausgelösten Weckreaktionen sind schädlich für das Herz-Kreislauf-System: Bluthochdruck, Herzinfarkt und Schlaganfall gehören zu den langfristigen möglichen Folgen.
- Insgesamt führt die Schlaf-Apnoe unbehandelt zu einer starken Verkürzung der Lebenserwartung!

Ein ausgeprägtes Schlaf-Apnoe-Syndrom ist auch für Laien relativ einfach zu erkennen. Jemand der laut schnarcht, tagsüber schläfrig ist und dessen Bettpartner:in über Atempausen berichtet, hat mit 90 % Wahrscheinlichkeit ein Schlaf-Apnoe-Syndrom. Betroffen sind häufig Menschen mit Übergewicht. Aber auch Kieferfehlstellungen (ausgeprägter Überbiss) und andere anatomische Abweichungen wie z. B. ein zu großes Zäpfchen oder zu große Mandeln können zu einem krankhaften Schnarchen beitragen.

Weitere mögliche Merkmale beim Schlaf-Apnoe-Syndrom können sein:
- unruhiger Schlaf, manchmal auch Schlafstörungen durch häufiges Aufwachen,
- Kopfschmerzen am Morgen, Nackenverspannungen,
- mangelnde Leistungsfähigkeit/Konzentrationsvermögen,
- gereizt-depressive Stimmung,
- deutliche Verschlechterung nach Alkoholkonsum,
- Libidoverlust/Impotenz,
- Nachtschweiß.

Diagnose

Die Diagnose einer Schlaf-Apnoe kann durch eine niedergelassene Fachärztin bzw. einen Facharzt mit der Zusatzbezeichnung „Schlafmedizin“ mithilfe eines ambulanten Gerätes überprüft werden, welches Patient:innen für eine Nacht mit nach Hause bekommen. Wo Sie in Ihrer Nähe eine Praxis finden, die über ein solches sogenanntes Schlaf-Apnoe-Screeninggerät verfügt, erfahren Sie in aller Regel bei Ihrer Hausärztin bzw. Ihrem Hausarzt.

Therapie der Schlaf-Apnoe

Die wirksamste Therapie der Schlaf-Apnoe ist die sogenannte nasale kontinuierliche Atemwegsüberdruckbehandlung (nCPAP). Bei dieser Therapie wird nachts eine Maske auf der Nase getragen, über die ein steter Luftdruck zugeführt wird, der den Luftweg offenhält. Am Anfang ist eine solche Maske, die als Dauertherapie jede Nacht getragen werden muss, sicherlich gewöhnungsbedürftig. Gerade bei Betroffenen mit einem schwer ausgeprägten Schlaf-Apnoe-Syndrom führt jedoch diese Art der Therapie zu einer erheblichen Verbesserung der Schlafstruktur, der Atmung im Schlaf und damit der Lebensqualität und Lebenserwartung. Inzwischen gibt es intelligente Therapiegeräte, die z. B. automatisch bei der Ausatmung den Druck absenken.

Neben der nCPAP-Therapie gibt es eine Reihe alternativer Behandlungsversuche, die jedoch bestenfalls bei Menschen mit leichter ausgeprägtem Schlaf-Apnoe-Syndrom funktionieren. Hierzu zählen u. a. die Rückenlageverhinderung (wenn das krankhafte Schnarchen nur in Rückenlage auftritt), Aufbissschienen zur Vorverlagerung des Unterkiefers und operative Eingriffe. Letztere sind nur vertretbar, wenn entsprechende anatomische Abweichungen im Rachenraum/Luftweg vorliegen. Eine medikamentöse Behandlung des Schlaf-Apnoe-Syndroms besteht nicht.

Was bei Schlaf-Apnoe beachtet werden sollte

- Vermeidung von Alkohol: Alkohol (schon in geringer Dosis) kann die Häufigkeit und die Dauer der nächtlichen Atemstillstände verdoppeln!
- Gewicht reduzieren!
- Rauchen einstellen!

12.2 Eigenständige Hypersomnien: Zuviel Schläfrigkeit am Tage

In der Schlafmedizin wird aus gutem Grund zwischen Schläfrigkeit und Müdigkeit unterschieden: Betroffene mit Ein- und Durchschlafproblemen klagen zum Beispiel darüber, dass sie tagsüber müde seien, können aber häufig dennoch auch am Tage nicht schlafen. Schläfrigkeit meint im Gegensatz zur Müdigkeit die tatsächliche Fähigkeit, am Tage einzuschlafen bzw. die Unfähigkeit, sich tagsüber wach zu halten. Insbesondere in langweiligen, monotonen Situationen (z. B. beim Autofahren über längere Strecken oder beim Fernsehen) kann es dann zu einem ungewollten Einschlafen kommen. Krankhaft Schnarchende sind tagsüber nachvollziehbar unausgeschlafen und schläfrig. Es gibt aber auch eigenständige Erkrankungen, bei denen das Hauptsymptom in einer übermäßig ausgeprägten Tagesschläfrigkeit besteht. Hierzu zählt unter anderem die Narkolepsie.

Narkolepsie

Bei der Narkolepsie handelt es sich um eine seltene, in der Symptomatik aber schwerwiegende neurologische Störung. Die Hauptsymptome sind:

- Erhöhte Tagesschläfrigkeit mit unbezwingbaren Einschlafattacken, die mehrfach am Tage auftreten können.
- Kataplexien: Plötzlich auftretender Verlust der Muskelspannung entweder einzelner Muskeln (z. B. nur im Gesicht oder nur ein Arm) oder der gesamten Muskulatur (Betroffener sinkt zusammen, ist aber bei Bewusstsein). Auslöser sind häufig Gefühle wie Freude, Angst, Schrecken, Erwartungsdruck usw.
- Schlaflähmung: Als Schlaflähmung bezeichnet man das Phänomen, aufzuwachen, sich aber mehrere Minuten lang nicht bewegen und nicht sprechen zu können.
- Hypnagoge/Hypnopompe Halluzinationen: Lebhafte bildliche oder akustische traumähnliche Eindrücke beim Einschlafen oder beim Aufwachen.
- Narkolepsien gehen häufig mit Schlafstörungen, insbesondere häufigem Aufwachen, einher.

Die Ursachen der Narkolepsie sind noch nicht genau geklärt. Es scheint aber so zu sein, dass den von Narkolepsie Betroffenen ein bestimmter Botenstoff im Gehirn fehlt, das sogenannte Orexin bzw. Hypocretin. Dieser Überträgerstoff wurde erst 1998 entdeckt. Er spielt u. a. eine wichtige Funktion als eine Art Kippschalter zwischen Schlafen und Wachen.

Bislang lassen sich nur die Symptome der Narkolepsie, nicht aber ihre Ursachen behandeln. Einerseits werden dabei wachheitssteigernde Medikamente eingesetzt. Zum anderen werden Symptome wie Kataplexien und Schlaflähmung durch Gabe von Antidepressiva unterdrückt.

12.3 Restless Legs: Das Syndrom der unruhigen Beine

Das Restless-Legs-Syndrom (RLS) äußert sich in unangenehmen Missempfindungen in den Beinen (manchmal sind auch die Arme betroffen), verbunden mit dem Drang, die Beine zu bewegen. Teilweise kommt es zu unwillkürlichen Zuckungen in den Beinen. Diese Missempfindungen treten bevorzugt in der zweiten Tageshälfte, meist in Ruhe (z. B. im Sitzen) auf und/oder vor dem Einschlafen. Die Folge können schwere Ein- und Durchschlafstörungen sein. Teilweise ist es den Betroffenen nicht möglich, längere Autofahrten, Kino-, Theaterbesuche und Ähnliches zu machen. Der Verlauf der Krankheit schwankt: Gelegentlich kommt es zu mehrwöchigen beschwerdefreien Zeiten. Meistens nimmt die Symptomatik im Laufe des Lebens allmählich zu.

In etwa der Hälfte der Fälle findet sich eine behandelbare Ursache des Restless-Legs-Syndroms. Typische RLS-Beschwerden treten z. B. im Zusammenhang mit Eisenmangel auf. Auch bei Patient:innen mit Nierenerkrankungen, rheumatoider Arthritis und bei Schwangeren finden sich gehäuft RLS-Beschwerden. In der anderen Hälfte der Fälle ist die Krankheit „idiopathisch" bzw. vererbt und lässt sich nur symptomatisch behandeln.

Die Therapie erfolgt in aller Regel mit Medikamenten, die den Botenstoff Dopamin im Gehirn beeinflussen. Diese Medikamente werden in anderer Dosierung auch bei Parkinson-Patient:innen verschrieben, was viele Betroffene, die darüber nicht ärztlich aufgeklärt werden, beunruhigt. Das Restless-Legs-Syndrom hat jedoch nichts mit der Parkinson-Erkrankung zu tun! Die Behandlung mit diesen Medikamenten (z. B. Restex®) muss individuell abgestimmt werden – ein gutes Verhältnis zwischen der behandelnden und der behandelten Person ist wichtig, um das Verhältnis von Wirkung und Nebenwirkungen, Aufrechterhaltung des therapeutischen Erfolgs (bei Levodopa-Medikation häufig Verschiebung der Symptomatik nach einiger Zeit in den Tag) im Blick zu behalten. Häufig wird bei der Behandlung übersehen, dass die Symptome nicht nur im Wachzustand auftreten, sondern sich auch im Schlaf in Form sogenannter periodischer Beinbewegungen (siehe nächster Abschnitt) fortsetzen können. In diesem Fall reicht die alleinige Behandlung mit Levodopa nicht aus, sondern muss durch ein retardiertes Levodopa-Präparat ergänzt werden, damit auch die zweite Nachthälfte medikamentös abgedeckt ist. Inzwischen stehen zur Behandlung außerdem Dopaminagonisten wie Pramipexol, Ropinirol und Rotigotin zur Verfügung.

Periodische Bewegungen im Schlaf

Die periodischen Bewegungen im Schlaf („periodic leg movement syndrom") sind ein mit dem Restless-Legs-Syndrom verwandtes Krankheitsbild. Bei den periodischen Bewegungen im Schlaf kommt es zu wiederholten kurzen Zuckungen in Beinen oder Armen (alle 20 bis 40 Sekunden). Die genaue Ursache dieser Zuckungen ist unbekannt. Man findet sie bei ca. 15 % der Betroffenen, die über Schlafstörungen klagen. Gehäuft treten sie im Alter auf (bei über 30 % der über 60-Jährigen). Besonders häufig findet man periodische Bewegungen bei Menschen mit Restless-Legs-Syndrom, Narkolepsie, obstruktiver Schlaf-Apnoe, Nierenerkrankungen, Behandlung mit bestimmten Antidepressiva (trizyklische Antidepressiva oder MAO-Hemmer) sowie beim Entzug von Schlafmitteln. Die Folgen dieser periodischen Bewegungen: Die Zuckungen stellen für das schlafende Gehirn einen kurzen Weckreiz dar, d.h., der Schlaf kann nicht kontinuierlich verlaufen, sondern wird immer wieder gestört. Tiefschlafphasen werden unterbrochen, man wacht häufiger auf, fühlt sich wenig erholt und leidet unter Tagesschläfrigkeit.

12.4 Parasomnien: Aus dem Schlaf heraus auftretende Verhaltensauffälligkeiten

Bei den Parasomnien („para“ = griechisch: nebenher; „Somnia“ = lateinisch: der Schlaf) handelt es sich um Störungen, die aus dem Schlaf heraus, d.h. beim Erwachen oder teilweisen Erwachen auftreten. Je nach Auftretenszeitpunkt unterscheidet man Tiefschlafparasomnien und REM-Schlaf-Parasomnien.

12.4.1 Tiefschlafparasomnien: Pavor Nocturnus und Schlafwandeln

Tiefschlafparasomnien sind gekennzeichnet durch eine plötzliche teilweise Aktivierung des Gehirns, ohne dass dabei ein vollständiges Bewusstsein besteht. Da der Tiefschlaf bevorzugt im ersten Nachtdrittel liegt, treten die entsprechenden Parasomnien meistens hier, d.h. innerhalb der ersten zwei bis drei Stunden nach dem Einschlafen, auf. Als Pavor Nocturnus (englisch: „sleep terror“) bezeichnet man ein plötzliches Erwachen aus dem Tiefschlaf mit gellendem Schrei und Anzeichen intensiver

Furcht. Die betroffene Person reagiert in diesem Zustand nicht auf Trost oder Zuspruch. Nach fünf bis zehn Minuten geht die Erregung von alleine zurück. Am nächsten Morgen weiß die oder der Betroffene in aller Regel nichts von der nächtlichen Episode. Nicht selten ist, dass ein Pavor Nocturnus nahtlos in ein Schlafwandeln übergeht. Manchmal kommt es dabei vor, dass die Betroffenen sich gegen eine vermeintliche Bedrohung massiv zur Wehr setzen und sich selber oder andere (Bettpartner:in) durch abrupte Bewegungen verletzen.

Zum Schlafwandeln bzw. dem sogenannten Somnambulismus zählt man nicht nur das Umhergehen im Schlaf, sondern auch weniger spektakuläre Verhaltensweisen, wie z. B. sich plötzlich im Bett aufzusetzen. Die meisten Schlafwandel-Episoden dauern nur wenige Minuten. Längere Episoden sind selten. Teilweise kann es beim Schlafwandeln aber auch zu komplexen Handlungen wie Essen, Kochen oder sogar Autofahren kommen. Im Gegensatz zum Sprichwort besitzen Schlafwandelnde dabei keine schlafwandlerische Sicherheit und können sich daher leicht selbst gefährden (z. B. wenn sie beim Schlafwandeln ein Fenster mit einer Tür verwechseln) Schlafwandelnde sind außerdem häufig in ihren Bewegungen unsicher und holen sich nachts leicht blaue Flecken. In der Regel erinnern Schlafwandelnde die nächtlichen Episoden am nächsten Morgen nicht mehr.

Als vorübergehendes Entwicklungsphänomen treten sowohl Pavor Nocturnus als auch Schlafwandeln bei Kindern vorübergehend gehäuft auf. 15 % aller Kinder schlafwandeln einmal, ca. 5 % häufiger. Meistens geht das Schlafwandeln bis zum 15. Lebensjahr von selbst zurück. Eine weitergehende Diagnostik und Therapie ist bei Kindern in der Regel nicht notwendig. Bei Erwachsenen kommen Tiefschlafparasomnien wesentlich seltener vor (ca. 1 %) und sollten – gerade wenn die Symptomatik mit einer nächtlichen Unfallgefährdung einhergeht – weiter abgeklärt und behandelt werden.

Tiefschlafparasomnien können unterschiedliche Ursachen haben. Ein genetischer Einfluss scheint eine Rolle zu spielen, da es Familien gibt, in denen Schlafwandeln gehäuft auftritt. Organische Störungen der Schlafkontinuität wie z. B. das krankhafte Schnarchen können durch die Unterbrechung des Tiefschlafs zum Auslöser für das Schlafwandeln werden. Bei einigen Betroffenen treten Tiefschlafparasomnien abhängig von Belastungen am Tage auf. Differenzialdiagnostisch kommen außerdem verdeckte nächtliche Anfallsleiden als Ursache infrage, sodass eine spezialisierte neurologische Schlaflaboruntersuchung zur Abklärung erforderlich ist. Die Therapiemöglichkeiten reichen je nach Einzelfall von Stressbewältigungstrainings über Entspannungs- und Autosuggestionstechniken bis hin zum Einsatz von Medikamenten.

Beachten Sie

Da Tiefschlafparasomnien an Häufigkeit zunehmen, je höher der Schlafdruck ist, sollten Betroffene auf eine ausreichende Schlafdauer achten, Schlafentzug vermeiden (Vorsicht bei Schichtarbeit, Fernflügen usw.) und ggf. zusätzlich einen Mittagsschlaf halten. Nach Möglichkeit sollte außerdem der Schlafraum so gesichert sein, dass eine nächtliche Unfallgefährdung minimiert wird (Fenster und Balkontüren in höheren Stockwerken ggf. mit Schlössern sichern, scharfkantiges Mobiliar entfernen usw.).

12.4.2 REM-Schlaf-Parasomnien

Alpträume

Alpträume sind belastende oder ängstigende Träume während der REM-Schlafphasen. Sie kommen bei Kindern relativ häufig vor (10 bis 50 %) und nehmen mit zunehmendem Alter von selber ab. Im Erwachsenenalter sind gehäuft auftretende Alpträume meist Folge einer psychischen Belastung (Traumata, Konflikte), Begleitsymptom psychischer Erkrankungen oder Folge von Medikamenten. Gelegentliche Alpträume gelten als normal. Bei häufig auftretenden Alpträumen im Erwachsenenalter wird man in der Regel die zugrunde liegende Ursache behandeln. Darüber hinaus gibt es aber auch spezielle Alptraum-Therapietechniken (sogenannte „imagery rehearsal therapy“) und medikamentöse Behandlungsmöglichkeiten.

Verhaltensstörung im REM-Schlaf (Schenck-Syndrom)

Wie in Kapitel 7 erwähnt, ist der Körper im REM-Schlaf normalerweise aktiv gelähmt. Dadurch wird verhindert, dass wir im REM-Schlaf unsere

Träume ausleben. Versagt dieser Lähmungsmechanismus, dann kommt es aus dem REM-Schlaf heraus zu einem Ausagieren der Trauminhalte. Als vorübergehendes Phänomen kann eine solche Verhaltensstörung unter Einfluss von Medikamenten oder Alkohol vorkommen. Ansonsten findet sich die REM-Schlaf-Verhaltensstörung häufiger in Zusammenhang mit anderen neurodegenerativen Erkrankungen wie z.B. der Parkinson-Erkrankung. Diagnostisch ist hier in jedem Fall eine Schlaflaboruntersuchung notwendig (schon allein um die Störung gegenüber Schlafwandeln abzugrenzen). Medikamentös gibt es vermehrt Hinweise darauf, dass Melatonin die Symptomatik günstig beeinflusst. Systematische wissenschaftliche Studien fehlen bislang, da die Störung insgesamt auch eher selten ist (< 0,5 % der Bevölkerung).

12.5 Schlaf-Wach-Rhythmus-Störungen

Bei diesen Schlafstörungen handelt es sich in erster Linie um Schlafprobleme, denen eine Störung des biologischen Schlaf-Wach-Rhythmus selber (z.B. bei extremen Abend- oder Morgenmenschen) oder eine Diskrepanz zwischen innerer Uhr und äußerer Zeit der Umwelt (z.B. bei Schichtarbeit und Jetlag bzw. Fernreisen) zugrunde liegt. Auf die beiden häufigsten Schlaf-Wach-Rhythmus-Störungen, das verzögerte Schlafphasensyndrom und das Schichtarbeiter-Syndrom, soll hier näher eingegangen werden.

12.5.1 Schlafstörungen bei Schichtarbeit

Schichtarbeit, d.h. Arbeit zu wechselnder Tageszeit (z.B. Früh-, Spät- und Nachtschicht) oder Arbeit zu konstant ungewöhnlicher Tageszeit (z.B. Dauernachtschicht), ist eine häufige Ursache für Ein- und Durchschlafstörungen sowie vermehrte Schläfrigkeit am Tage. Von Wechselschichtarbeit mit Nachtschichten sind 15 bis 20 % der arbeitenden Bevölkerung betroffen. Ein Großteil der Schichtarbeitenden mit Nachtschichten klagt dabei über Schlafprobleme und andere Rhythmusstörungen. Nachtschichtarbeitende sind gezwungen, zeitverschoben sowohl zu ihrer eigenen inneren Uhr als auch zu den Umweltrhythmen arbeiten und schlafen zu müssen. Nachts, wenn der biologische Rhythmus seinen Tiefpunkt hat, sollen sie aktiv sein. Tagsüber, wenn die innere Uhr auf Aktivität gepolt ist, sollen sie ruhen. Entsprechend dieser Diskrepanz zwischen Arbeitszeit und innerer Uhr fällt nicht nur die Produktivität nachts um 20 bis 30 % geringer aus. Nachtschichtarbeit ist auch mit einer erhöhten Rate an Fehlern und Unfällen verbunden.

Obwohl viele Nachtarbeitende das Gefühl haben, nach zwei bis drei Nächten sich diesem verkehrten Rhythmus angepasst zu haben, zeigen Messungen der Körpertemperatur und anderer Biosignale, dass eine tatsächliche Anpassung auch nach längerer Zeit nicht stattfindet, es sei denn, es handelt sich um extreme Abendmenschen oder die Nachtarbeit erfolgt unter Einsatz von hellem Licht (>5.000 bis 10.000 Lux).

Wechselschichtarbeitende haben neben zahlreichen Befindlichkeitsstörungen ein erhöhtes Erkrankungsrisiko für Herz-Kreislauf- und Stoffwechselerkrankungen wie Diabetes. Bei Frauen mit Nachtschichtarbeit besteht zudem ein erhöhtes Risiko für Brustkrebs (wahrscheinlich als Folge der unterdrückten nächtlichen Melatoninausschüttung). Besonders häufig klagen Wechselschichtarbeitende über Schlafstörungen einerseits, andererseits verhindern ihre Arbeitszeiten, dass sie basale Regeln der Schlafhygiene wie regelmäßige Zubettgeh- und Aufstehzeiten einhalten können. Die therapeutisch wirksamste Maßnahme bei einer betroffenen Person mit Wechselschichtarbeit, die über Schlafstörungen klagt, wäre sicherlich, sie zumindest aus Nachtschichten herauszunehmen oder gänzlich in eine geregelte normale Tagesarbeitszeit wechseln zu lassen. In der Regel scheitert dies an den sozialen und wirtschaftlich-ökonomischen Gegebenheiten.

Besonders anfällig für die nachteiligen Effekte von Schichtarbeit sind Morgenmenschen, die aufgrund ihrer vorzeitigen rapiden Absenkung des biologischen Rhythmus große Probleme haben, sich einerseits nachts wach zu halten und andererseits häufig wegen des früh und steil ansteigenden biologischen Rhythmus nicht in der Lage sind, nach Nachtschichten vormittags zu schlafen. Generell nimmt die Anpassungsfähigkeit an Wechselschichtarbeit außerdem mit zunehmendem Lebensalter ab.

Es versteht sich von selbst, dass das hier vorgestellte Schlaftrainingsprogramm für Wechselschichtarbeitende in dieser Form nicht umsetzbar ist. Einzelne Empfehlungen aus dem Schlaftraining können aber angewendet werden, insbesondere wenn Betroffene ausgeprägte schlafhygienische Fehler machen (z.B. an freien Tagen über Gebühr ausschlafen).

Treten Schlafstörungen bei Schichtarbeitenden isoliert nur im Zusammenhang mit bestimmten Schichtzeiten auf (z.B. nur nach Nachtschichten oder nur vor Frühschichten) und sind diese Schichtzeiten von ihrer Häufigkeit überschaubar, bietet sich zusätzlich eine medikamentöse Unterstützung mit Schlafmitteln an, die Betroffene gezielt nur an diesen Tagen einsetzen (z.B. 5 bis 10 mg Zolpidem oder 3,75 bis 7,5 mg Zopiclon bei Patient:innen, die nur während der einen Nachtschichtwoche/ Monat ausgeprägte Schlafstörungen angeben). Für Personen, die zusätzlich ausgeprägte Probleme haben, sich während der Nachtschichten wach zu halten, war seit 2006 eine Behandlung mit Modafinil (100 bis 200 mg Vigil®) zugelassen. Die Zulassung für die Behandlung von Schichtarbeitenden wurde jedoch 2011 wegen eines ungünstigen Nutzen-Risiko-Verhältnisses widerrufen. Bei Modafinil handelt es sich um eine wachmachende Substanz, die im Gegensatz zu bisherigen Wirkstoffen wie Amphetaminen keine Gewöhnungs-/Abhängigkeitsgefahr mit sich bringt. Trotz hilfreicher Bewältigungsstrategien und medikamentöser unterstützender Möglichkeiten bleibt die Tatsache bestehen, dass Schichtarbeit gerade in Bezug auf Schlafstörungen per se als gesundheitsschädlich einzuschätzen ist.

Empfehlungen für Schichtarbeitende

1. **Schlafdauer:**
   - Versuchen Sie im Mittel insgesamt sechs bis sieben Stunden Schlaf im Laufe eines 24-Stunden-Tages zu bekommen. Diese Schlafdauer muss nicht am Stück sein, sondern kann sich auf zwei Schlafphasen verteilen.
   - Schlafen Sie auf Raten, z.B. nach Nachtschichten vier Stunden am Vormittag, drei Stunden am Spätnachmittag (17 bis 20 Uhr).
   - Schlafdefizite durch Kurzschlafphasen ausgleichen. Schon ein Kurzschlaf von wenigen Minuten kann eine erhebliche Verbesserung der Wachheit und Leistungsfähigkeit bewirken.
   - Kurzschlafphasen auf 20 Minuten beschränken oder die Schlafdauer im 90-Minuten-Takt planen, um ein Aufwachen aus Tiefschlafphasen zu vermeiden
   - Sogenannte „sleep gates“ beachten (z.B. ist gegen 19/20 Uhr den meisten Menschen ein Einschlafen nicht möglich).

2. **Licht gezielt einsetzen:**
   - Morgendliche Lichtexposition („Wachmacher“) nach Nachtschichten vermeiden (Sonnenbrille tragen).
   - Vor und während der Nachtschichten sich gezielt dem Licht aussetzen (z. B. im Sommer abends noch einen Spaziergang als Wachmacher machen, nachts ggf. Speziallampen verwenden, um die Wachheit zu steigern, „Lichtdusche“ einsetzen, hierfür im Fachhandel nach Leuchten mit mindestens 5.000 Lux fragen).

3. **Alkohol:**
   - Alkohol als Einschlafmittel vermeiden.
   - Alkohol verstärkt Müdigkeit/Erschöpfung und wirkt schlafstörend!

4. **Etwa eine Stunde Freizeit nach der Arbeit um abzuschalten!**

5. **Biologischen Rhythmus beachten:**
   - Feste Zubettgehzeiten und Aufstehzeiten einhalten, je nach Schicht.
   - Exzessives Ausschlafen an freien Tagen vermeiden. Schlafdefizite besser durch einen zusätzlichen Kurzschlaf in der Mittagszeit (vor 15 Uhr, nicht länger als 30 Minuten) aufwiegen.
   - Nach Möglichkeit unabhängig von der Schicht feste Essenszeiten einhalten.

6. **Schlaf am Tage optimieren:**
   - Maßnahmen gegen Lärm, Licht und störende Wärme unternehmen (Lage des Schlafzimmers, schallschluckende Vorhänge, Telefon- und Türklingel ausschalten, Ohrstöpsel).
   - Schichtplan mit der Familie abstimmen (z. B. Kalender mit Schichtzeiten in der Wohnung so aufhängen, dass alle Familienmitglieder wissen, wann Ruhe angesagt ist).

7. **Unfallrisiko nach Nachtschichten/Schlafentzug beachten:**
   - Fahren mit offenem Fenster, Radio, Wegstrecke variieren, öffentliche Verkehrsmittel, Wohnort nahe dem Arbeitsplatz, Fahrgemeinschaften bilden, ggf. Kurzschlaf vor der Fahrt.
   - Achtung: Bei längerer Wachdauer (z. B. nach der ersten Nachtschicht, wenn Sie nicht vorgeschlafen haben) sind Sie unfallgefährdet!

8. **Körperliche Fitness:**
   - Regelmäßiges Fitnesstraining (Joggen, Walken, Schwimmen, Gymnastik) senkt Müdigkeit/Erschöpfung.
   - Besser moderat als intensiv trainieren.
   - Trainingszeiten mit ca. dreistündigem Abstand vor dem Schlafen einhalten (z. B. direkt nach Frühschichten/Tagschichten; bei Nachtschichten z. B. drei bis vier Stunden vor dem Mittagsschlaf am Spätnachmittag).

9. **Ernährung: Der Magen ist kein Nachtarbeiter!**
   - Hauptmahlzeiten (Mittag-/Abendessen) nach Möglichkeit zur gleichen Zeit einnehmen.
   - Bei Nachtschicht eine Hauptmahlzeit am Spätnachmittag/frühen Abend einnehmen.
   - Eine leichte, warme Mahlzeit in der Zeit vor Mitternacht einnehmen.
   - Eine leichte Zwischenmahlzeit/Snack gegen 4 Uhr. Danach bis zum Schlafengehen kein Essen.

10. **Koffein:**
   - Die Wirkdauer ist individuell unterschiedlich (vier bis sechs Stunden).
   - Individuelle Wirkung beachten (10 bis 20 % der Menschen macht Koffein müde)!
   - Je weniger Kaffee/Tee Sie im Allgemeinen trinken, desto besser kann Koffein seine wachmachende Wirkung entfalten.
   - 200 bis 300 mg Koffein (zwei bis drei Tassen starker Kaffee) um 23 Uhr verbessern Leistung und Wachheit nachts – trotzdem ist ein Leistungsabfall in den frühen Morgenstunden zu erwarten.

12.5.2 Verzögertes Schlafphasensyndrom

Das verzögerte Schlafphasen-Syndrom („delayed sleep phase syndrom“) ist eine Störung, bei der die Hauptschlafphase nach hinten – auf der Zeitachse quasi nach rechts – verschoben ist. Umgangssprachlich handelt es sich um extreme „Eulen“ bzw. Nachtmenschen, bei denen der Abstieg des biologischen Rhythmus am Abend erst verzögert und abgeflacht erfolgt.

Charakteristisch sind dementsprechend Klagen über Einschlafstörungen, wenn die Betroffenen zu normalen Zeiten versuchen, ins Bett zu gehen. Die Hauptschlafphase selber ist in der Regel aber ungestört. Soziale und gesellschaftliche Verpflichtungen (Schule, Beruf), die ein normal frühes Aufstehen erforderlich machen, führen werktags zu einer verkürzten Schlafdauer und zunehmender Schläfrigkeit, welche die Betroffenen an freien Tagen durch exzessives Ausschlafen kompensieren (und gleichzeitig damit eine erneute Phasenverschiebung provozieren). Häufig verbunden ist damit eine erschwerte Erweckbarkeit mit Schlaftrunkenheitssyndrom. Der Versuch, durch früheres Zubettgehen an Werktagen für eine ausreichende Schlafdauer zu sorgen, führt nicht nur zu Einschlafstörungen, sondern in der Folge häufig auch zu einem Lernprozess, bei dem das Bett immer mehr mit unangenehmem Wachliegen assoziiert wird. Die Störung findet sich gehäuft bei jüngeren Menschen, insbesondere wenn deren Alltagsbedingungen ein häufiges Ausschlafen erlauben (z.B. Studierende, Arbeitslose). Inzwischen sind eindeutige genetische Faktoren nachgewiesen, die zu der Störung beitragen, sodass es sich nicht nur um ein einfaches motivationales Problem handelt.

Eine Therapie von verzögerten Schlafphasen-Syndromen hat zwei Aufgaben. Der verzögerte biologische Rhythmus muss auf einen sozial akzeptierten früheren Zeitpunkt vorgezogen werden. Dabei kann durchaus die in diesem Buch vorgestellte Methode der Schlafkompression helfen. Nach Erreichen des gewünschten Einschlafzeitpunktes muss dann im weiteren Verlauf der neu erworbene Rhythmus stabilisiert werden. Wesentlich für diese Stabilisierung ist die Einhaltung einer regelmäßigen Aufstehzeit, was gerade bei jüngeren Betroffenen an dem Bedürfnis scheitert, vor freien Tagen extensiv lange nachts ausgehen bzw. aufbleiben zu wollen.

Nachfolgend sind die wichtigsten Therapieempfehlungen für ein verzögertes Schlafphasen-Syndrom zusammengefasst. Die Umsetzung dieser Maßnahmen verlangt in der Regel eine hohe Motivation mit der Bereitschaft, sich konsequent über mehrere Wochen an diese Regeln zu halten. Bei leichteren Fällen (Phasenverschiebung um ein bis zwei Stunden) sind hingegen relativ zügige Verbesserungen realistisch.

Therapieempfehlungen bei verzögertem Schlafphasen-Syndrom

1. Einschränkung der Bettliegezeit je nach Alter/Schlafbedürfnis auf sechs bis sieben Stunden.
2. Unbedingte Einhaltung regelmäßiger fester Aufstehzeiten. Zu Beginn sollte dabei eher eine späte Zubettgehzeit gewählt und diese erst im weiteren Verlauf langsam (siehe Punkt 6) vorgezogen werden.
3. Kein Schlaf am Tage bzw. kein vorzeitiges Einnicken in den Abendstunden. Ausnahme: ein mit Wecker kontrollierter Mittagsschlaf vor 15 Uhr mit maximal 30 Minuten Liegezeit.
4. Klare Zeitgeber am Morgen (30 Minuten Lichtexposition am Morgen, z. B. in Form eines Spazierganges oder mithilfe entsprechender Speziallampen mit 5.000 bis 10.000 Lux; Gymnastik, Bewegung, kaltes Abduschen).
5. Vermeidung von Wachheit erzeugenden Aktivitäten in den Abendstunden bzw. ausreichender zeitlicher Abstand zwischen aktivierenden Tätigkeiten und angezielter Zubettgehzeit.
6. Bei Erreichen einer Schlafeffizienz von 90 % ggf. Vorverlagerung der Zubettgehzeit um 15 Minuten, sofern die angezielte Zubettgehzeit noch nicht erreicht wurde. Bei zusätzlicher unterstützender Medikation ist ggf. eine schnellere Vorverlagerung möglich.
7. Zusätzlich ggf. eine medikamentöse Behandlung mit Schlafmitteln oder Melatonin für die Dauer von zwei bis vier Wochen. Im Anschluss ggf. intermittierende Einnahme.

13 Die Untersuchung im Schlaflabor

Wer seit vielen Jahren unter chronischen ausgeprägten Schlafstörungen leidet, erhofft sich meistens von einer Schlaflaboruntersuchung, dass damit endlich die wahre Ursache des eigenen Leidens erkannt wird. Diese Hoffnung muss leider relativiert werden. Schlaflaboruntersuchungen liefern vor allem dann wichtige Informationen, wenn schon im ärztlichen Vorgespräch erkennbar wird, dass eine mögliche organische Störung mit zu der Schlafstörung beiträgt. Darüber hinaus liefert die Schlaflabormessung für die Betroffenen die wichtige Information, ob ihre eigene Wahrnehmung über das Ausmaß der Schlafstörung in der jeweiligen Nacht (z. B. „Ich hatte wieder überhaupt keinen Tiefschlaf") mit der Realität übereinstimmt. Gerade bei nichtorganischen Schlafstörungen wird aber die Schlaflaboruntersuchung in der Regel keine grundlegend neuen Ursachen aufdecken.

Die Deutsche Gesellschaft für Schlafforschung und Schlafmedizin (DGSM) empfiehlt eine Überweisung von Patient:innen an eine schlafmedizinische Fachkraft, wenn eines der folgenden Kriterien zutrifft:

a) schwere Schlafstörungen mit ausgeprägter Beeinträchtigung der Befindlichkeit und/oder der Leistungsfähigkeit am Tage,
b) chronische und therapieresistente Schlafstörungen mit negativem Behandlungserfolg über mehr als ein halbes Jahr,
c) dringender Verdacht auf eine organisch bedingte Schlafstörung (z. B. Schlaf-Apnoe-Syndrom, Epilepsie, Herzrhythmusstörungen),
d) auffällige Verhaltensweisen unklarer Genese im Schlaf (z. B. Parasomnien),
e) hoher Leidensdruck bei einem auf die Erkrankung ausgerichteten diagnostischen und/oder therapeutischen Angebot des schlafmedizinischen Zentrums,
f) schwer behandelbare Schlafstörungen mit zusätzlichen körperlichen oder psychischen Erkrankungen, die wahrscheinlich mit der Schlafstörung in Wechselbeziehung stehen.

Auch ein:e Schlafspezialist:in wird nicht in jedem Fall zu einer Schlaflaboruntersuchung raten. Die meisten größeren schlafmedizinischen Zentren verfügen über eine Schlafambulanz, wo zunächst im Gespräch abgeklärt werden kann, wie Ihre individuelle Schlafproblematik aussieht und ob eine Untersuchung im Schlaflabor notwendig ist.

13.1 Was passiert im Schlaflabor?

Als Schlaflabor bezeichnet man eine Einrichtung, in der spezielle Messungen und Untersuchungen in der Nacht durchgeführt werden können. Diese Ableitungen umfassen sowohl Messungen des Schlafverlaufs, der Schlaftiefe und Schlafqualität als auch Messungen von verschiedenen körperlichen Signalen (Bioparametern) wie das Elektrokardiogramm (EKG), Elektromyogramm (EMG), Atmung, Bewegungen in den Beinen usw. Eine vollständige klinische Untersuchung in der Nacht wird als „kardiorespiratorische Polysomnografie" bezeichnet.

Für eine Schlaflaboruntersuchung werden den zu Untersuchenden kleine, hautverträgliche Elektroden bzw. Sensoren an unterschiedlichen Kopf- und Körperstellen angebracht und befestigt. Angesichts der vielen Elektroden und Kabel stellen sich die meisten die Frage: „Kann ich mit all den Kabeln überhaupt noch schlafen?" Zunächst einmal werden die Elektroden so befestigt, dass man sich damit im Bett weitgehend normal drehen und bewegen kann, ohne dass sie abreißen. Ähnlich wie eine Armbanduhr werden die Elektroden auch schon nach kurzer Zeit nicht mehr bewusst wahrgenommen, weil sich die Haut an sie gewöhnt hat.

Die Frage, ob die Nacht in einem Schlaflabor überhaupt als normal angesehen werden kann, beschäftigt aber nicht nur die Betroffenen, sondern auch die Schlafforschung selber. Hier einige Ergebnisse:

- Etwa 30 % der untersuchten Personen schlafen in der ersten Schlaflabornacht tatsächlich (noch) schlechter als zu Hause. Hierzu mag die fremde Umgebung ebenso wie das Gefühl beitragen, im Schlaf beobachtet zu werden.
- Ein Viertel der untersuchten Personen schläft dagegen in der ersten Nacht viel besser als sonst. Dieser Effekt der ersten Nacht wurde häufig beobachtet, systematisch untersucht und psychologisch erklärt (z. B. als Vorführeffekt; während die betreffende Person zu Hause mit dem Gedanken/Gefühl ins Bett geht „Ich muss jetzt schlafen", „Hoffentlich klappt es mit dem Schlafen", kommt sie ins Schlaflabor, um ihre Schlaflosigkeit messen zu lassen. Der Druck, schlafen zu müssen, fällt also weg und dies hat den paradoxen Effekt, dass der Schlaf leichter kommt).
- In der Regel verschwinden beide Effekte bereits in der zweiten Nacht. Die zweite Nacht ist dann meistens eine typische Nacht wie zu Hause.
- Auch wenn im Schlaflabor untersuchte Menschen in beiden Nächten untypisch schlafen, ist es für die Untersuchung der körperlichen Stö-

rungen in der Nacht nicht so entscheidend. Liegen solche Störungen vor, so werden sie auch in untypischen Nächten deutlich.

13.2 Wie lange muss man im Schlaflabor bleiben?

Standardmäßig werden zwei Nächte in einem Schlaflabor verbracht, um eine genaue Diagnose zu ermöglichen. Bei speziellen Störungsformen wie der Schlaf-Apnoe kommt teilweise noch eine dritte Nacht hinzu, in welcher Betroffene bereits therapeutisch behandelt und der Erfolg dieser Behandlung überprüft werden.

13.3 Wie finde ich ein Schlaflabor?

Wo sich in Ihrer Nähe ein schlafmedizinisches Zentrum befindet, erfahren Sie bei der Deutschen Gesellschaft für Schlafforschung und Schlafmedizin (siehe Adressen im Anhang auf Seite 186). Wenn Sie zunächst nur daran interessiert sind, ob bei Ihnen ein Schlaf-Apnoe-Syndrom vorliegt, so können Sie zunächst auch eine ambulante Diagnostik (ein sogenanntes ambulantes Screening schlafbezogener Atmungsstörungen bzw. Schlaf-Apnoe-Screening) in einer auf Schlafmedizin spezialisierten Praxis vornehmen lassen. Wo in Ihrer Nähe sich ein:e Schlafmediziner:in befindet, erfahren Sie in der Regel bei Ihrer Hausärztin bzw. Ihrem Hausarzt, der zuständigen Kassenärztlichen Vereinigung oder Ihrer Krankenkasse.

Anhang

Literaturhinweise

Schlaf allgemein

Borbély, A. (2004). *Schlaf.* Frankfurt: Fischer. (nur noch als E-Book erhältlich)

Spork, P. (2007). *Das Schlafbuch: Warum wir schlafen und wie es uns am besten gelingt*. Reinbek: Rowohlt. (nur noch als E-Book erhältlich)

Biologische Rhythmen

Zulley, J. & Knab, B. (2017). *Unsere Innere Uhr: Natürliche Rhythmen nutzen und der Non-Stop-Belastung entgehen* (3. Aufl.). Frankfurt am Main: Mabuse-Verlag.

Gedanken verändern

Gillihan, S.J. (2021). *Kognitive Verhaltenstherapie leicht gemacht: Strategien und Übungen zur Bewältigung von Depressionen, Ängsten, Panik und Sorgen*. Paderborn: Junfermann.

Greenberger, D. & Padesky, C.A. (2017). *Gedanken verändern Gefühle: Fertigkeiten, um Stimmungen, Verhalten und Beziehungen grundlegend zu verbessern* (2., überarb. Aufl.). Paderborn: Junfermann.

Wolf, D. & Merkle, R. (2021). *Gefühle verstehen, Probleme bewältigen: Eine Gebrauchsanleitung für Gefühle* (36., überarb. Aufl.). Mannheim: PAL Verlag.

Zitierte Literatur

Johns, M.W. (1991). A new method for measuring daytime sleepiness: The Epworth Sleepiness Scale. *Sleep, 14,* 540–554. https://doi.org/10.1093/sleep/14.6.540

Kummer, J. & Gündel, L. (1993). *Alter und Schlaf.* Ilzach: Brinkmann.

Müller, T., Fulda, S., Eger, A., Wehrl, R., Liendl, S., Crönlein, T. et al. (2000). *Fragebogen zur Tagesschläfrigkeit (Epworth Sleepiness Scale)*. Verfügbar unter: http://www.schlafgestoert.de/downloads/pdf/ESS.pdf

Stephan, K. (1992). *Schlaf und Zivilisation: Epidemiologie der Schlafstörungen*. Berlin: DeGruyter. https://doi.org/10.1515/9783110886481

Adressen

Anschrift der Autorin und des Autors

Dr. Beate Paterok und Dr. Tilmann Müller
Praxis für Psychotherapie
Rothenburg 19
48143 Münster
Internet: www.psychotherapie-paterok.de
www.schlafgestoert.de

Fachgesellschaft

Deutsche Gesellschaft für Schlafforschung und Schlafmedizin (DGSM)
c/o Conventus Congressmanagement & Marketing GmbH
Carl-Pulfrich-Straße 1
07745 Jena
Internet: www.dgsm.de

Arbeitsblätter

Anleitung zum Ausfüllen der Schlafprotokolle

Bitte bearbeiten Sie diese Protokollbögen regelmäßig, vollständig und sorgfältig. Dafür brauchen Sie nur wenige Minuten am Abend und am darauffolgenden Morgen. Die Protokolle sind so aufgebaut, dass Sie jeweils eine ganze Woche im Überblick haben. Beginnen Sie heute Abend, indem Sie die erste Spalte des Abendprotokolls (Frage 1 bis 6) für den zutreffenden Wochentag beantworten. Am nächsten Morgen beginnen Sie mit dem Morgenprotokoll in der gleichen Spalte (Morgenprotokoll) und beantworten die Fragen 7 bis 15. Bitte bearbeiten Sie das Abendprotokoll unmittelbar vor dem Lichtlöschen und das Morgenprotokoll unmittelbar nach dem Aufstehen.

Mit Ausnahme der Zubettgehzeit (Frage 6) und der morgendlichen Aufstehzeit (Frage 14), für die Sie eine Uhr benötigen, sind wir an Ihrer subjektiven Einschätzung von Zeiträumen interessiert. So sollen Sie die Zeit, die Sie zum Einschlafen brauchen, ebenso wie die nächtlichen Wachliegezeiten und die Gesamtschlafdauer lediglich schätzen.

Zur Bearbeitung des Schlafprotokolls brauchen Sie nachts also keine Uhr! Machen Sie sich keine Gedanken darüber, ob Ihre Einschätzung absolut korrekt ist. Gerade nachts fällt es erfahrungsgemäß sehr schwer zu beurteilen, ob man z. B. eine oder zwei Stunden wach gelegen hat. Wichtig ist ganz alleine Ihr subjektiver Eindruck und nicht die genaue Dauer!

Bei mehreren Fragen (Frage 1, 2, 5, 7 und 8) werden Sie um eine Einschätzung z. B. Ihrer Müdigkeit gebeten. Richten Sie sich hierbei nach dem Schulnotensystem (z. B. sehr wach/frisch = 1, sehr müde = 6). Sollten bestimmte Fragen an einem Tag auf Sie nicht zutreffen, machen Sie einfach keinen Vermerk und gehen zur nächsten Frage über. Bei Frage 15 werden Sie gebeten, die Medikamente, die Sie am Abend zuvor oder in der Nacht zum Schlafen genommen haben, einzutragen. Wenn Sie regelmäßig das gleiche Medikament einnehmen, brauchen Sie den Namen des Medikamentes nur am ersten Tag anzugeben. An den übrigen Tagen tragen Sie dann nur Dosis und Uhrzeit ein.

Schlafprotokoll

Woche von ______ bis ____

Abendprotokoll (vor dem Lichtlöschen)	Beispiel
1. Wie ist Ihre Stimmung jetzt? (1: sehr gut ... 6: sehr schlecht)	3
2. Wie leicht/schwer fiel es Ihnen heute, Leistungen (Beruf, Haushalt) zu erbringen? (1: sehr leicht ... 6: sehr schwer)	3
3. Haben Sie heute tagsüber geschlafen? Falls ja, geben Sie an, wann und wie lange insgesamt.	14:00 30 Min.
4. Haben Sie in den letzten 4 Stunden Alkohol zu sich genommen? Falls ja, was und wieviel?	3 Glas Wein
5. Wie frisch/müde fühlen Sie sich jetzt? (1: sehr frisch ... 6: sehr müde)	3
6. Wann sind Sie zu Bett gegangen?	22:30
Morgenprotokoll (nach dem Aufstehen)	**Beispiel**
7. Wie frisch/müde fühlen Sie sich jetzt? (1: sehr frisch ... 6: sehr müde)	3
8. Wie ist Ihre Stimmung jetzt? (1: sehr gut ... 6: sehr schlecht)	3
9. Wann haben Sie gestern das Licht ausgemacht?	23:00
10. Wie lange hat es nach dem Lichtlöschen gedauert, bis Sie einschliefen? (Angabe in Minuten)	40
11. Waren Sie nachts wach? Wie oft? Wie lange insgesamt? (Angabe in Minuten)	2 x 30
12. Wann sind Sie endgültig aufgewacht?	6:30
13. Wie lange haben Sie insgesamt geschlafen? (Angabe in Stunden:Minuten)	6:40
14. Wann sind Sie endgültig aufgestanden?	7:00
15. Haben Sie seit gestern Abend Medikamente zum Schlafen genommen? (Präparat, Dosis, Uhrzeit)	½ Stilnox 22:30

Schlafprotokoll (Fortsetzung)

MO	DI	MI	DO	FR	SA	SO

DI	MI	DO	FR	SA	SO	MO

Umrechnungstabelle von Stunden in Minuten

Stunden : Minuten = Minuten

10:00 = 600		
9:55 = 595	6:55 = 415	3:55 = 235
9:50 = 590	6:50 = 410	3:50 = 230
9:45 = 585	6:45 = 405	3:45 = 225
9:40 = 580	6:40 = 400	3:40 = 220
9:35 = 575	6:35 = 395	3:35 = 215
9:30 = 570	6:30 = 390	3:30 = 210
9:25 = 565	6:25 = 385	3:25 = 205
9:20 = 560	6:20 = 380	3:20 = 200
9:15 = 555	6:15 = 375	3:15 = 195
9:10 = 550	6:10 = 370	3:10 = 190
9:05 = 545	6:05 = 365	3:05 = 185
9:00 = 540	6:00 = 360	3:00 = 180
8:55 = 535	5:55 = 355	2:55 = 175
8:50 = 530	5:50 = 350	2:50 = 170
8:45 = 525	5:45 = 345	2:45 = 165
8:40 = 520	5:40 = 340	2:40 = 160
8:35 = 515	5:35 = 335	2:35 = 155
8:30 = 510	5:30 = 330	2:30 = 150
8:25 = 505	5:25 = 325	2:25 = 145
8:20 = 500	5:20 = 320	2:20 = 140
8:15 = 495	5:15 = 315	2:15 = 135
8:10 = 490	5:10 = 310	2:10 = 130
8:05 = 485	5:05 = 305	2:05 = 125
8:00 = 480	5:00 = 300	2:00 = 120
7:55 = 475	4:55 = 295	1:55 = 115
7:50 = 470	4:50 = 290	1:50 = 110
7:45 = 465	4:45 = 285	1:45 = 105
7:40 = 460	4:40 = 280	1:40 = 100
7:35 = 455	4:35 = 275	1:35 = 95
7:30 = 450	4:30 = 270	1:30 = 90
7:25 = 445	4:25 = 265	1:25 = 85
7:20 = 440	4:20 = 260	1:20 = 80
7:15 = 435	4:15 = 255	1:15 = 75
7:10 = 430	4:10 = 250	1:10 = 70
7:05 = 425	4:05 = 245	1:05 = 65
7:00 = 420	4:00 = 240	1:00 = 60

Datenblatt zur Auswertung der Schlafprotokolle

	Mo	Di	Mi	Do	Fr	Sa	So	Summe	:7 = Mittelwert
Einschlafdauer									
Aufwachhäufigkeit									
Nächtliche Wachdauer									
Schlafdauer									
Bettliegezeit*									

*Differenz zwischen Zubettgehzeit und Aufstehzeit

Anleitung zur Berechnung der Schlafeffizienz

Übertragen Sie aus den Schlafprotokollen folgende Angaben:

1. Ihre subjektiv eingeschätzte **Schlafdauer** (Frage 13) für die letzten sieben Tage der Woche, und zwar in Minuten! Für die Umrechnung der Stunden in Minuten können Sie die beiliegende Umrechnungstabelle benutzen. Berechnen Sie dann die Summe und teilen Sie diese durch 7. Notieren Sie das Ergebnis im untersten Kästchen.
2. Ihre **Bettliegezeit** bzw. die Anzahl der im Bett verbrachten Zeit, und zwar ebenfalls in Minuten: Hierfür müssen Sie die Differenz zwischen der endgültigen Aufstehzeit (Frage 14) und dem Zeitpunkt, an dem Sie zu Bett gegangen sind (Frage 6), für alle Tage der Woche berechnen. Beispiel: Wenn Sie um 23:30 Uhr zu Bett gegangen sind und um 7:10 Uhr aufgestanden sind, dann ergibt sich für diesen Tag eine Bettliegezeit von 460 Minuten. Berechnen Sie dann anschließend für alle Tage die Summe und teilen Sie diese durch 7. Tragen Sie das Ergebnis in das untere Kästchen ein.

Schlafdauer:		**Bettliegezeit:**	
Summe =		**Summe =**	
:7 =		**:7 =**	

Berechnen Sie nun Ihre Schlafeffizienz der letzten Woche, indem Sie die durchschnittliche Schlafdauer mit 100 multiplizieren und durch die durchschnittliche Bettliegezeit teilen. Sie bekommen so den prozentualen Anteil an der Bettliegezeit, die Sie auch tatsächlich geschlafen haben.

$$\text{Schlafeffizienz} = \frac{\text{Schlafdauer} \times 100}{\text{Bettliegezeit}} = \frac{\qquad}{\qquad} = \ldots\ldots\ldots\ \%$$

Übertragen Sie jetzt bitte die Ergebnisse Ihrer Berechnung auf den Verlaufsprotokollbogen!

Verlaufsprotokollbogen Schlaftraining

Tragen Sie hier regelmäßig Ihre wöchentlichen Berechnungen und Ihr jeweiliges Schlaffenster für die kommende Woche ein!

	Vorher	1. Woche	2. Woche	3. Woche	4. Woche	5. Woche	6. Woche	7. Woche	8. Woche
Durchschnittliche Bettliegezeit (Min.)									
Durchschnittliche Schlafdauer (Min.)									
Schlafeffizienz (%)									
Schlaffenster für die kommende Woche (Dauer)									
Zubettgehzeit in der kommenden Woche									
Aufstehzeit in der kommenden Woche									

Aktivitätenliste

Die folgende Liste enthält 128 verschiedene Aktivitäten. Überprüfen Sie, in dem Sie das jeweilige Kästchen ankreuzen, ob es Ihnen eher angenehm oder unangenehm wäre, sie auszuüben!

	angenehm	weder noch	unangenehm
Ausgehen			
Ins Kino	☐	☐	☐
Ins Theater	☐	☐	☐
In den Zoo	☐	☐	☐
In ein Café/Lokal	☐	☐	☐
In ein Restaurant	☐	☐	☐
Ins Museum	☐	☐	☐
Zu einem Konzert	☐	☐	☐
Zu einer Sportveranstaltung	☐	☐	☐
Zu einem Vortrag	☐	☐	☐
Zu einer Party	☐	☐	☐
In die Disco	☐	☐	☐
In den Zirkus	☐	☐	☐
In einen Vergnügungspark	☐	☐	☐
In die Sauna	☐	☐	☐
In eine Bibliothek	☐	☐	☐
Ein Volksfest/Jahrmarkt besuchen	☐	☐	☐
In der Stadt bummeln	☐	☐	☐
Einen Flohmarkt besuchen	☐	☐	☐
Auf dem Wochenmarkt in Ruhe einkaufen	☐	☐	☐
Im Freien sein			
Spazieren gehen	☐	☐	☐
Wandern	☐	☐	☐
Radfahren	☐	☐	☐
Ins Grüne fahren	☐	☐	☐
An einem Fluss/Strand/Wald sitzen	☐	☐	☐
Eine Bootsfahrt machen	☐	☐	☐
Zelten	☐	☐	☐

Aktivitätenliste (Fortsetzung)

	ange-nehm	weder noch	unange-nehm
Ein Feuer machen	☐	☐	☐
Einen Grillabend im Freien machen	☐	☐	☐
Unbekanntes erforschen (fremde Stadtteile, Städte, Landschaften)	☐	☐	☐
In der Sonne sitzen	☐	☐	☐
Tiere beobachten	☐	☐	☐
Pilze suchen	☐	☐	☐
Im Garten arbeiten	☐	☐	☐
Den Himmel/Wolken beobachten	☐	☐	☐
Angeln gehen	☐	☐	☐
Joggen	☐	☐	☐
Barfuß laufen	☐	☐	☐
In ein Freibad gehen	☐	☐	☐
Sich sportlich betätigen			
Gymnastik	☐	☐	☐
Joggen	☐	☐	☐
Fußball/Basketball/Handball/Volleyball	☐	☐	☐
Federball/Badminton/Tennis	☐	☐	☐
Reiten	☐	☐	☐
Aerobic	☐	☐	☐
Tanzen	☐	☐	☐
Wandern	☐	☐	☐
Radfahren	☐	☐	☐
Golf	☐	☐	☐
Segeln/Rudern	☐	☐	☐
Schlittschuh/Rollschuh/Inlineskates laufen	☐	☐	☐
Ski laufen	☐	☐	☐
Schwimmen	☐	☐	☐
Ringen/Boxen/Karate etc.	☐	☐	☐
Fallschirmspringen	☐	☐	☐

Aktivitätenliste (Fortsetzung)

	angenehm	weder noch	unangenehm
Etwas Neues lernen			
Eine Fremdsprache	☐	☐	☐
Eine Sportart	☐	☐	☐
Eine künstlerische Betätigung	☐	☐	☐
Eine handwerkliche Fähigkeit	☐	☐	☐
Sich in ein neues Interessengebiet vertiefen (Kunst, Geschichte, Politik, Sport, Literatur, Film, Naturwissenschaften, Philosophie)	☐	☐	☐
Ein Musikinstrument lernen	☐	☐	☐
Eine Entspannungstechnik lernen	☐	☐	☐
Einen neuen Menschen kennenlernen	☐	☐	☐
Etwas für die Fitness/Schönheit tun			
Sauna besuchen	☐	☐	☐
Fitnessstudio	☐	☐	☐
Besuch im Frisiersalon	☐	☐	☐
Haare waschen und frisieren	☐	☐	☐
Besuch im Kosmetikstudio	☐	☐	☐
Maniküre/Pediküre	☐	☐	☐
Massage	☐	☐	☐
Sonnenstudio	☐	☐	☐
Sich modisch kleiden	☐	☐	☐
Ein ausgiebiges Wannenbad nehmen	☐	☐	☐
Gesichtsmaske auftragen	☐	☐	☐
Gymnastische Übungen für die Figur	☐	☐	☐
Gesund kochen	☐	☐	☐
Ein Parfüm auftragen	☐	☐	☐
Hobbys nachgehen			
Sich künstlerisch betätigen (Malerei, Bildhauerei, Musik, Film, Theater, Schreiben)	☐	☐	☐
Sich handwerklich betätigen (Holz-, Metall-, Schreinerarbeiten, Schneidern, Nähen)	☐	☐	☐

Aktivitätenliste (Fortsetzung)

	ange-nehm	weder noch	unange-nehm
Sich sportlich betätigen	☐	☐	☐
Sich mit Tieren beschäftigen	☐	☐	☐
Sich mit Pflanzen beschäftigen	☐	☐	☐
Sachen sammeln	☐	☐	☐
Am Computer arbeiten/spielen	☐	☐	☐
Sich um den eigenen Haushalt kümmern			
Kochen	☐	☐	☐
Wäsche waschen/bügeln	☐	☐	☐
Putzen/Spülen	☐	☐	☐
Aufräumen/Entrümpeln	☐	☐	☐
Wohnung/Zimmer streichen	☐	☐	☐
Tiere/Pflanzen versorgen	☐	☐	☐
Kleinere Reparaturen selber durchführen	☐	☐	☐
Eine neue Wohnung suchen	☐	☐	☐
Behördengänge erledigen	☐	☐	☐
Haushaltsplan aufstellen	☐	☐	☐
Lohnsteuerjahresausgleich machen	☐	☐	☐
Für die eigene Wohnung etwas Neues anschaffen (Möbel, Teppiche, Bilder etc.)	☐	☐	☐
Mit Partner:in oder Mitbewohner:innen Organisatorisches besprechen	☐	☐	☐
Für sich sein			
Tagträumen/Gedanken nachhängen	☐	☐	☐
Aus dem Fenster gucken	☐	☐	☐
Andere Menschen beobachten	☐	☐	☐
Musik hören	☐	☐	☐
Fernsehen	☐	☐	☐
Lesen	☐	☐	☐
Meditieren	☐	☐	☐
Tagebuch schreiben	☐	☐	☐

Aktivitätenliste (Fortsetzung)

	angenehm	weder noch	unangenehm
Beten	☐	☐	☐
Allein etwas unternehmen	☐	☐	☐
Für sich selbst besondere Dinge einkaufen (Kleidung, Blumen, Bücher)	☐	☐	☐
Ein ausgiebiges Bad nehmen	☐	☐	☐
Selbstgespräche führen, vor sich hinsingen	☐	☐	☐
Positive Zukunftspläne schmieden	☐	☐	☐
Briefe schreiben	☐	☐	☐
Mit anderen sein			
Mit einer befreundeten Person ein intensives, persönliches Gespräch führen	☐	☐	☐
Eine neue Bekanntschaft machen	☐	☐	☐
Mit jemandem über ein Interessengebiet/Hobby o.Ä. sprechen	☐	☐	☐
Mit Kindern zusammen etwas unternehmen	☐	☐	☐
Ein Gesellschaftsspiel spielen	☐	☐	☐
Für jemand anderen etwas Besonderes kochen	☐	☐	☐
Telefonieren	☐	☐	☐
Einer nahestehenden Person unerwartet ein Geschenk machen	☐	☐	☐
Einen romantischen Abend (und „mehr“) planen	☐	☐	☐
Die eigenen Eltern/Geschwister/Verwandten treffen	☐	☐	☐
Mit jemandem über ein „schwieriges“ Thema sprechen	☐	☐	☐
Jemanden um Hilfe, Rat bitten	☐	☐	☐
Jemanden loben	☐	☐	☐
Jemandem die Meinung sagen, kritisieren	☐	☐	☐
Zu einer Einladung gehen	☐	☐	☐
Sich gemeinnützig betätigen	☐	☐	☐
Besuch bekommen	☐	☐	☐

Aktivitätenliste (Fortsetzung)

Andere persönliche Aktivitäten:

____

____

____

____

____

____

Buchtipps

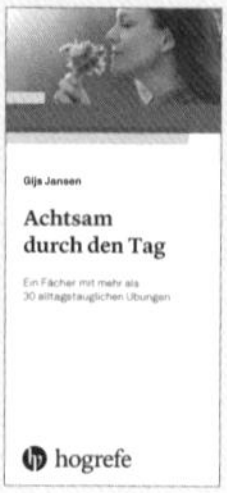

G. Jansen

Achtsam durch den Tag

Ein Fächer mit mehr als 30 alltagstauglichen Übungen

Der Fächer enthält über 30 Achtsamkeitsübungen, mit denen Sie lernen, Ihre Wahrnehmung zu schärfen und offen zu sein für das, was sich im Hier und Jetzt ereignet. Der Fächer ist ein praktischer Begleiter für alle, die Achtsamkeit praktizieren wollen.

2020, 54 Seiten, Kleinformat, € 16,95 (DE)/ € 17,50 (AT)/CHF 23.90, ISBN 978-3-8017-3034-5

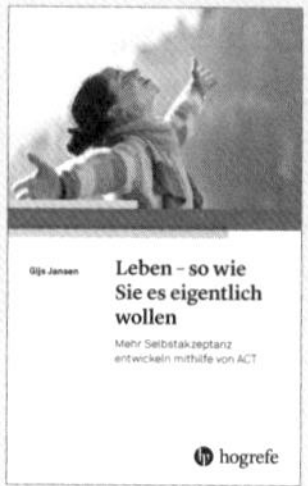

G. Jansen

Leben – so wie Sie es eigentlich wollen

Mehr Selbstakzeptanz entwickeln mithilfe von ACT

Wie können wir unsere sorgenvollen Gedanken über uns und die Welt, in der wir leben, loslassen? Dieser Ratgeber zeigt auf Basis der Akzeptanz-und Commitment-Therapie (ACT), wie Sie sich von Ihren negativen Gedanken und Ängsten distanzieren können.

*2022, 141 Seiten, Kleinformat, € 16,95 (DE)/ € 17,50 (AT)/CHF 23.90, ISBN 978-3-8017-3101-4**

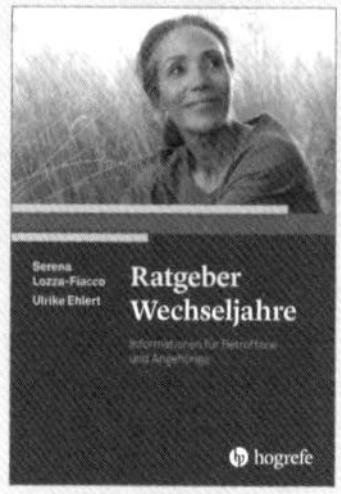

S. Lozza-Fiacco/U. Ehlert

Ratgeber Wechseljahre

Informationen für Betroffene und Angehörige

Der Ratgeber zeigt die biologischen, psychologischen und sozialen Besonderheiten der Wechseljahre auf, informiert über professionelle Behandlungsmöglichkeiten und erklärt, was Leserinnen selbst tun können, um möglichst gut durch die Wechseljahre zu kommen.

*2023, 92 Seiten, Kleinformat, € 9,95 (DE)/ € 10,30 (AT)/CHF 14.50, ISBN 978-3-8017-3201-1**

** Dieser Titel ist auch als eBook erhältlich.*

www.hogrefe.com

hogrefe